100 SCHEDE PALESTRA

100 Schede di Allenamento Bodybuilding per Sviluppare la
Massa Muscolare e Migliorare la Composizione Corporea

Piero Chisari

Fitness Publishing

Sommario

INTRODUZIONE ALL'ALLENAMENTO

Quante volte andiamo in palestra senza la più pallida idea di cosa fare? Non sappiamo da dove cominciare e che tipo di allenamento eseguire. A volte ci imbattiamo in personal trainer poco preparati o che non prestano la minima attenzione ai nostri errori.

Andare in palestra senza un piano di allenamento non ti porterà da nessuna parte.

Ogni allenamento che si rispetti necessita di essere programmato e strutturato tenendo conto di 3 parametri fondamentali: volume, intensità e densità.

È di particolare importanza per ogni atleta essere in grado di gestire e contestualizzare questi elementi in base all'obiettivo che ci si è preposti (forza, massa muscolare, definizione).

Molto spesso in palestra vengono proposte schede particolarmente elaborate e divertenti, magari cambiate una volta al mese, ma che non tengono in considerazione questi principi base di ogni allenamento. Questo molto spesso però porta l'atleta ad ottenere risultati poco soddisfacenti, se non addirittura scarsi.

Andiamo a conoscere meglio questi 3 parametri...

Volume

Il volume è quel parametro che va a misurare la mole di lavoro svolta in un determinato esercizio o in una serie di esercizi che interessano lo stesso gruppo muscolare.

1

Nel mondo del powerlifting si utilizza la formula completa:

Volume = Serie x Ripetizioni x Kg

Perciò, ad esempio, 3 serie da 10 ripetizioni con 20kg di peso, portano ad un valore di:

3 x 10 x 20 = 600 (Volume = 600 kg)

Tuttavia nel mondo del bodybuilding il valore relativo ai kg viene generalmente escluso, poiché entrano in gioco altri fattori non presenti nel powerlifting, come ad esempio il ROM (Range of Motion – Ampiezza del movimento) o il TUT (Time Under Tension – Tempo sotto tensione).

Nel bodybuilding quindi la formula per calcolare il volume si semplifica nel modo seguente:

Volume = Serie x Ripetizioni

Quindi, utilizzando nuovamente i dati dell'esempio precedente, 3 serie da 10 ripetizioni, portano ad un valore di:

3 x 10 = 30 (Volume = 30 ripetizioni)

Attenzione

Negli esercizi multiarticolari (es. panca piana, trazioni, ecc.) oltre al muscolo target, vengono stimolati indirettamente anche altri distretti. Nella panca piana ad esempio, il muscolo target è il gran pettorale, ma anche i tricipiti svolgono un ruolo, secondario, ma importante.

In questi casi è importante conteggiare nel volume anche il lavoro svolto dai muscoli interessati secondariamente. Nell'esempio della panca ad esempio avremmo:

Panca piana: 3 serie da 10 ripetizioni

Volume pettorali: $3 \times 10 = 30$ ripetizioni

Volume tricipiti: $3 \times 10 = 30 \rightarrow 30 / 2 = 15$ ripetizioni

In sostanza il volume di lavoro calcolato per il muscolo secondario, è pari alla metà di quello calcolato per il muscolo target.

Intensità

Il parametro dell'intensità si suddivide in:

Intensità percepita

Intensità di carico

Intensità percepita

L'intensità percepita è sostanzialmente una stima, in quanto si basa sulla percezione dell'intensità dello sforzo da parte dell'atleta.

Generalmente questo parametro entra in gioco una volta che l'atleta raggiunge un livello avanzato, che gli permetta di essere particolarmente obiettivo nella valutazione del proprio sforzo. Per atleti principianti o di livello medio, si preferisce di gran lunga tenere in considerazione l'intensità di carico, in quanto dato oggettivo e non soggetto a valutazioni personali.

Per completezza informativa però riportiamo la tabella di valutazione dell'intensità percepita (**RPE – Rate of Perceived Exertion**):

Difficoltà	RPE
Nessuno sforzo	0
Molto leggero	1
Leggero	2
Moderato	3
Sostenuto	4
Duro	5-6
Molto duro	7-8

Difficoltà	RPE
Estremamente duro	9
Massimale	10

Calcolo dell'intensità percepita

Per calcolare l'intensità percepita abbiamo bisogno di effettuare una media, in quanto generalmente di serie in serie questo valore va a crescere.

Riprendendo come riferimento il classico 3 x 10 e avendo un RPE di 7 nella prima serie, 8 nella seconda e 9 nella terza, il calcolo sarebbe il seguente:

RPE medio = (7 + 8 + 9) / 3 → 24 / 3 = 8

Intensità di carico

L'intensità di carico è un valore che non include una stima soggettiva da parte dell'atleta, ma si basa esclusivamente sui kg sollevati. Più è pesante il carico sollevato più sarà alto il valore dell'intensità.

Calcolo dell'intensità media di carico

Intensità media di carico = Volume del gruppo muscolare / Numero di serie

Facciamo un esempio pratico:

4 serie x 8 ripetizioni (RPE 10*)

3 serie x 10 ripetizioni (RPE 10*)

Volume totale = (4 x 8) + (3 x 10) → 32 + 30 = 62

Numero di serie = 4 + 3 = 7

Intensità media di carico = 62 / 7 = 9 (8,9 per l'esattezza)

Prendendo la tabella dei massimali riportata di seguito:

Ripetizioni	% del massimale
1	100
2	97
3	93
4	90

Ripetizioni	% del massimale
5	88
6	86
7	83
8	80
9	78
10	76
12	70
14	65

9 corrisponde ad un intensità media di carico del 78%

* RPE 10 = Non riuscirei a fare una ripetizione in più rispetto a quelle che ho già svolto.

Es. Nel 4×8, arrivo all'ottava ripetizione, ma non riuscirei a fare la nona

Densità

TUT

Per poter spiegare al meglio il parametro della densità è necessario sapere cosa si intende per TUT (Time Under Tension).

Il TUT sta ad intendere il tempo sotto tensione nel corso di una serie ed è indicato con 4 numeri, generalmente divisi dai punti: X.Y.Z.K

X sta ad indicare la durata del movimento eccentrico (il muscolo si allunga)

Y sta ad indicare la durata della pausa in allungamento

Z sta ad indicare la durata del movimento concentrico (il muscolo si accorcia)

K sta ad indicare la durata della pausa in accorciamento

Prendiamo come esempio la panca piana con bilanciere con un TUT di 3.1.2.0

Questo sta ad indicare che il bilanciere si avvicinerà al petto in 3 secondi, rimarrà fermo al petto per 1 secondo, si allontanerà dal petto in 2 secondi, per poi ricominciare il movimento senza pause.

Il TUT dell'intero movimento relativo alla singola ripetizione sarà dunque di 3+1+2+0 = 6 secondi

Densità

Il valore attribuito alla densità sta a rappresentare il rapporto tra il tempo sotto tensione e il tempo totale dell'allenamento.

Così come per l'intensità, anche il parametro della densità può essere suddiviso in:

- Densità locale
- Densità sistemica
- Densità locale

Il valore della densità locale si riferisce ad un gruppo muscolare specifico.

Prendiamo ad esempio una seduta di allenamento per il petto e ammettiamo che:

La durata dell'allenamento di questo gruppo muscolare sia di 30 minuti

Che vengano svolte 10 serie da 8 ripetizioni

Che il TUT delle ripetizioni sia sempre di 3.2.1.0 (quindi 6 secondi)

Il TUT di una singola serie sarà:

Ripetizioni x TUT = 8 x 6 = 48 secondi

Il TUT totale sarà:

TUT di una singola serie x Numero di serie = 48 x 10 = 480 secondi = 8 minuti

Densità locale = TUT totale / Durata allenamento gruppo muscolare = 8 / 30 = 0,27 = 27%

Densità sistemica

Se la densità locale si riferisce ad un singolo gruppo muscolare, la densità sistemica si calcola prendendo in considerazione la durata totale della seduta di allenamento.

Il calcolo sarà esattamente lo stesso della densità locale, ma il numero di serie e ripetizioni preso in considerazione non sarà quello riferito ad un singolo gruppo muscolare, ma all'intero allenamento.

Se ad esempio il nostro allenamento sarà composto da:

10×8 di petto con TUT 3.2.1.0 (quindi 6 secondi)

10×8 di schiena con TUT 3.2.1.0 (quindi 6 secondi)

e avrà una durata totale di 1 ora e 10 minuti (70 minuti)

Avremo:

TUT di una singola serie: Ripetizioni x TUT = 8 x 6 = 48 secondi

TUT totale: TUT di una singola serie x Serie totali = 48 x 20 = 960 secondi = 16 minuti

Densità sistemica = TUT totale / Durata allenamento = 16 / 70 = 0,23 = 23%

Gestione di Volume, Intensità e Densità

Una volta capiti questi 3 parametri, è necessario strutturare delle programmazioni che sappiano dosarli nel giusto modo. Questo articolo ha il solo scopo di introdurti ai concetti, perciò non andremo a spiegarti nello specifico come utilizzarli, ma possiamo comunque darti delle indicazioni di massima sul loro utilizzo.

La base

Non è possibile strutturare programmazioni che abbiano tutti e 3 i parametri alti. La pena è il raggiungimento dell'overreaching, che non è altro che la fase iniziale di affaticamento eccessivo che se prolungata porterà poi all'overtraining.

L'overtraining (o sovrallenamento) è una situazione sicuramente da evitare perché, oltre a non portare risultati, può compromettere un'intera stagione, in quanto necessità di alcuni mesi di stop per permettere al corpo di riportare i parametri alla normalità.

Ogni allenamento deve essere strutturato in maniera intelligente, seguendo alcuni punti base:

Uno stimolo insufficiente non porta ad un adattamento fisiologico (miglioramento)

Es. carichi troppo bassi (intensità) o numero di serie e ripetizioni troppo basso (volume) non portano miglioramenti significativi

Uno stimolo eccessivo allo stesso modo non permette al corpo di adattarsi ad una situazione che non è sostenibile nel medio-lungo periodo.

Lo stimolo allenante è quel tipo di stimolo in grado di consentire al corpo di effettuare un adattamento fisiologico (miglioramento), lasciando però del margine all'atleta per creare delle progressioni (incrementare lo stimolo allenante in maniera graduale ma costante)

Partendo dal pressupposto che queste sono linee guida generiche, ma che le varianti di ognuna sono molteplici, possiamo semplificare la gestione dei parametri in questo modo:

Forza

Volume: Medio

Intensità: Alta

Densità: Bassa

Ipertrofia

Volume: Alto

Intensità: Media

Densità: Media

Definizione *

Volume: Medio

Intensità

Nei fondamentali: Alta

Nei complementari: Media

Densità: Alta

* Nel caso della definizione è importante ricordare che l'allenamento serve principalmente per conservare la massa muscolare acquisita durante il periodo di massa e che la diminuzione del grasso corporeo non la si ottiene con l'allenamento, ma con un'adeguata alimentazione ipocalorica.

100 SCHEDE DI ALLENAMENTO

-SCHEDA 1

LUNEDÌ
Squat 5x25. Recupero 40 ".
Squat sumo 3x20. Recupero 1 '.
Slanci all'indietro ai cavi 3x20. Recupero 1 '.
Ponte a terra 3x15. Recupero 1 '.
Stacco con manubri 3x15. Recupero 1 '.
Iperestensioni 3x15. Recupero 1 '.
Calf seduto 3x15. Recupero 1 '.
Attività aerobica 10 '.

MERCOLEDÌ
Jump Squat 3x15. Recupero 1 '.
Burpees 3x15. Recupero 1 '.
Piegamenti a terra 3x15. Recupero 1 '.
Sollevamenti glutei da terra 3x15. Recupero 1 '.
Affondi 3x15. Recupero 1 '.
Crunch bicicletta 3x15. Recupero 1 '.
15 ' di corsa ad intensità moderata.

VENERDÌ
Distensioni panca piana 3x15. Recupero 1 '.
Lat machine 3x15. Recupero 1 '.
Rematore 3x15. Recupero 1 '.
Squat sumo 3x15. Recupero 1 '.
Crunch inversi 3x15. Recupero 1 '.
Plank 3x50 ". Recupero 40 ".
Attività aerobica 10 '.

-SCHEDA 2

LUNEDÌ-MERCOLEDÌ-VENERDÌ
Pectoral machine 1x15.
Push down ai cavi 1x15.
Curl ai cavi 1x15.
Shoulder press 1x15.
Lat machine avanti 1x15.
Pulley 1x15.
Pressa 1x15.
Squat sumo 1x15
Addome Plank 1x45 ".
Cross Crunch 1x30.
Heel touches 1x30.
Tutto il circuito è ripetuto 3 volte. Il recupero ad ogni giro è 3 '.
Attività aerobica 15 ' allo step.

-SCHEDA 3

LUNEDÌ
Squat sumo 1x20.
Pressa 1x20.
Leg Curl 1x20.
Stacchi 1x20.
Lat Machine avanti 1x15.
Adduttori e Abduttori per interno ed esterno coscia 1x20.
3 ' di cyclette.
Ripetuto per 45 '.

MERCOLEDÌ
50 ' di attività aerobica.

VENERDÌ
Pectoral Machine 1x15.
Shoulder press 1x15
Crunch 1x20
Crunch inverso 1x20

Curl ai cavi 1x15
push down ai cavi 1x15
3 ' di cyclette.
Ripetuto per 45 '.

-SCHEDA 4

LUNEDÌ-MERCOLEDÌ-VENERDÌ
Attività aerobica 5 '.
Squat sumo 1x10.
Affondi 1x10.
Pectoral machine 1x10.
Shoulder press 1x10.
Lat machine presa stretta 1x10.
Jump squat 1x5.
Addome plank 1x45 ".
Ripetere gli esercizi 3 volte di seguito. Il recupero alla fine della sequenza è 3 '.
Attività aerobica 15 '.

-SCHEDA 5

LUNEDÌ
10 ' di Attività aerobica come 1a corsa leggera.
Leg press 3x10. Recupero 1 '.
Lex extension 3x10. Recupero 1 '.
Aductor machine 3x10. Recupero 1 '.
Affondi dietro 3x8+8 ripetizioni con peso più basso. Recupero 1 ' e mezzo.
Crunch 3x15. Recupero 1 '.
Crunch obliqui 3x10+10 ripetizioni con peso più basso. Recupero 1 ' e mezzo.
Panca piana manubri 3x10. Recupero 1 '.
Lento con manubri 3x10. Recupero 1 '.
Curl con manubri 3x10. Recupero 1 '.
15 ' di Attività aerobica.

GIOVEDÌ
10 ' di Attività aerobica.
Squat con barra 3x10 . Recupero 1 '.
Leg curl 3x10. Recupero 1 '.
Abductor machine 3x10. Recupero 1 '.
Ponte su 2 step 3x8+8 ripetizioni con peso più basso. Recupero 1 ' e mezzo.
Crunch inverso 3x15. Recupero 1 '.
Obliqui sedia romana 3x10+10 ripetizioni con peso più basso.
Recupero 1 ' e mezzo.
Lat machine convergente 3x10. Recupero 1 '.
Pullover machine 3x10. Recupero 1 '.
Tricipiti ai cavi 3x10. Recupero 1 '.

10 ' di Attività aerobica

-SCHEDA 6

LUNEDÌ
10 ' step.
Squat 4x15. Recupero 1 '.
Stacchi 3x12. Recupero 1 '.
Affondi 3x12. Recupero 1 '.
Abduttori 3x12. Recupero 1 '.
Crunch 3x25. Recupero 30 ".
Crunch bicicletta 3x20. Recupero 30 ".
20 ' aerobica al tappeto.

MERCOLEDÌ
10 ' di aerobica.
Distensioni bilanciere su panca piana 4x12/10/8/8 . Recupero 1 '.
French press 3x 12/10/8. Recupero 1 '.
Lento avanti con manubri 3x12. Recupero 1 '.
Lat machine avanti 4 x 12/10/8/8. Recupero 1 '.
Pulley 3x12. Recupero 1 '.
Heel touches 3x30. Recupero 40 ".

Cyclette 10 '.

VENERDÌ
Squat sumo 4x15. Recupero 1 '.
Leg extension 3x10. Recupero 1 '.
Leg curl 4x12. Recupero 1 '.
Aduttori 3x15. Recupero 1 '.
Side Plank 3x30 ". Recupero 30 ".
Plank 3x40 ". Recupero 30 ".
10 ' al tappeto.

-SCHEDA 7

LUNEDÌ
5 ' di cardio.
Squat 6x8. Recupero 1 '.
Stacchi sumo 6x8. Recupero 1 '.
10 ' di cardio.
Glutei laterali alla macchina 6x6. Recupero 1 '.
Leg curl 6x6. Recupero 1 '.
10 ' di cardio.
Affondi 4x8. Recupero 1 '.
Slanci con la cavigliera 3x30. Recupero 1 '.
Crunch 3x30. Recupero 40 ".
20 ' di cardio.
GIOVEDÌ
5 ' di cardio.
Distensioni panca inclinata con bilanciere 4x12. Recupero 1 '.
Alzate frontali 4x6+6 ripetizioni abbassando il peso. Recupero 1 '.
10 ' di cardio.
Lat machine avanti 4x10. Recupero 1 '.
Croci ai cavi 3x12. Recupero 1 '.
10 ' di cardio.
Curl con manubri 4x6. Recupero 1 '.
Push down ai cavi 4x6. Recupero 1 '.
Plank 3 x40 ". Recupero 30 ".
15/20 ' di cardio.

-SCHEDA 8

LUNEDÌ
5 ' di Cyclette.
Affondi 3x15 Recupero 1 '.
Squat 3x15. Recupero 1 '.
Leg Curl 2x12. Recupero 1 '.
Slanci laterali 2x15. Recupero 1 '.
Calf in piedi 2xmax.
Crunch 3xmax.
20/30 ' corsa , cyclette o step.

GIOVEDÌ
Cyclette 5 '.
Pulley impugnatura a V 2x15. Recupero 1 '.
Abduzioni glutei 2x20. Recupero 1 '.
Adduzioni glutei 2x20. Recupero 1 '.
Distensioni con manubri su panca inclinata 2x12
Leg Raises 2x15. Recupero 1 '.
Plank 2x50 ".
20/30 ' corsa , cyclette o step.

-SCHEDA 9

LUNEDÌ/MERCOLEDÌ/VENERDÌ
5 ' di cardio.
Affondi 3x15 Recupero 1 '.
Squat 3x15. Recupero 1 '.
Leg Curl 2x12. Recupero 1 '.
Pulley impugnatura a V 2x15. Recupero 1 '.
Distensioni con manubri panca inclinata 2x12. Recupero 1 '.
Alzate laterali 1x15.
Alzate frontali 1x15.
Crunch 3x10 con sovraccarico. Recupero 1 '.
Leg Raises 2x15. Recupero 1 '.
20 ' di step o tappeto ad intensità moderata.

-SCHEDA 10

LUNEDÌ
Leg extension 2x8. Recupero 1 '.
Squat con accosciata completa 3x6. Recupero 2 '.
Stacchi da terra 3x8. Recupero 1 '.
Lat machine avanti 3x12. Recupero 1 '.
Distensioni panca piana 3x6. Recupero 2 '.
Lento avanti 3x6. Recupero 2 '.
Crunch 3x10. Recupero 50 ".
Leg Raise 3x10. Recupero 50 ".

MARTEDÌ
Attività aerobica 50 '.

MERCOLEDÌ
Leg press 2x8. Recupero 1 '.
Squat 5x5. Recupero 2 '.
Leg curl 3x12. Recupero 1 '.
Rematore con manubrio 3x10. Recupero 1 '.
Alzate laterali a 90' 3x15. Recupero 1 '.
Distensioni con manubri panca inclinata a 30' 2x12. Recupero 1 '.

21

VENERDÌ
Stacchi da terra 3x6. Recupero 2 ′.
Affondi 3x6. Recupero 2 ′.
Distensioni con manubri su panca inclinata a 45° 3x10. Recupero 1 ′.
Curl con bilanciere 2x8. Recupero 1 ′.
Push down ai cavi con la corda 3x8. Recupero 1 ′.
Plank 3x50 ″.

-SCHEDA 11

LUNEDÌ/MERCOLEDÌ/VENERDÌ
15 ′ di tappeto.
Crunch 3x20. Recupero 40 ″.
Plank 3x40 ″. Recupero 40 ″.
15 ′ step interval training.
Slanci laterali gambe verso l'esterno 3x20. Recupero 50 ″.
Slanci laterali gambe verso l'interno 3x20. Recupero 50 ″.
Alzate del bacino 3x20. Recupero 50 ″.
Pectoral machine 3x20. Recupero 50 ″.
10 Scatti ad alta intensità di 30 ″. Riposo 1 ′.

-SCHEDA 12

LUNEDÌ/MERCOLEDÌ/VENERDÌ
15 ' di cyclette.
Squat 3x20. Recupero 1 '.
Abductor machine 3x20. Recupero 1 '.
Adductor machine 3x20. Recupero 1 '.
Alzate frontali 1x20.
Alzate laterali 1x20.
Pectoral machine 1x20.
Push down ai cavi 1x20
Curl ai cavi 1x20.
10 ' di tappeto.

-SCHEDA 13

LUNEDÌ/MERCOLEDÌ/VENERDÌ
10 ' di step.
Pectoral machine 3x20. Recupero 50 ".
Pulley 3x20. Recupero 1 '.
Shoulder press 2x20. Recupero 1 '.
Squat sumo 3x20. Recupero 1 '.
Abductor machine 3x20. Recupero 1 '.
Adductor machine 3x20. Recupero 1 '.
Crunch bicicletta 3x20. Recupero 40 ".
Heel touches 3x40. Recupero 50 ".
15 ' di tappeto.

-SCHEDA 14

LUNEDÌ/MERCOLEDÌ/VENERDÌ
15 ' di cyclette.
Abductor machine 3x15. Recupero 1 '.
Adductor machine 3x15. Recupero 1 '.
Squat sumo 3x15. Recupero 1 '.
Curl con manubri 1x15.
Push down ai cavi 1x15.

Pectoral machine 1x15.
Shoulder press 1x15.
Lat machine avanti 1x15.
Crunch 3x25. Recupero 40 ".
Plank 3x50 ". Recupero 40 ".
10 ' di step in interval training.

-SCHEDA 15

LUNEDÌE GIOVEDI O
LUNEDÌ/MERCOLEDÌ/VENERDÌ

10 ' Cyclette
Crunch bicicletta 3 x 10. Recupero 1 '.
Heel touches 3x30. Recupero 50 ".
Calf seduto 2 x 15.Recupero 50 ".
Squat 3 x 10. Recupero 1 '.
Leg extension 3 x 10. Recupero 1 '.
Lat machine 3 x 10. Recupero 1 '.
Aperture con manubri su panca piana 2 x 15. Recupero 1 '.
Rematore con manubrio 3 x 10. Recupero 1 '.
Alzate laterali manubri 2 x 15. Recupero 1 '.
Slanci glutei a terra 3 x 15. Recupero 1 '.
Sollevamento bacino da terra 2 x 12. Recupero 1 '.
10 ' tappeto.

-SCHEDA 16

LUNEDÌE GIOVEDI O LUNEDÌ/MERCOLEDÌ/VENERDÌ

5' Cyclette.
Pressa 3 x 10. Recupero 1'.
Leg Curl 3 x 10. Recupero 1'.
Squat sumo 3 x 10. Recupero 1'.
Iperestensioni 3 x 10. Recupero 1'.
Lat machine 3 x 10. Recupero 1'.
Shoulder press 3 x 10. Recupero 1'.
Curl con manubri 3 x 10. Recupero 1'.
Push down ai cavi presa inversa 3 x 10. Recupero 1'.
10' tappeto.

-SCHEDA 17

LUNEDÌ

Distensioni panca piana in 3 super serie con Rematore con bilanciere da 10 ri-
petizioni. Recupero 2'.
Squat in 3 super serie con Leg Extension da 10 ripetizioni. Recupero 2 mi-
nuti.
Alzate laterali in 2 super serie con alzate frontali da 10 ripetizioni.
Recupero 2'.
Curl con manubri in 3 super serie con french press da 10 ripetizioni.
Recupero 2'.
Crunch numero max di ripetizioni in 3 superserie con plank di 50".
Recupero 1' e si ricomincia la super serie.
Attività aerobica 10'.

MERCOLEDÌ

Stacco da terra 5x5. Recupero 2'.
Trazioni 5x5. Recupero 2'.
Piegamenti a terra 5x5. Recupero 2'.
10 scatti della durata di 30". Ogni scatto vede 3' di riposo di camminata ad intensità moderata.

VENERDÌ

Dip alle parallele in 3 super serie con Lat machine presa stretta da 15 ripetizioni. Recupero 2 '.
Affondi in 3 super serie con Leg Curl da 15 ripetizioni. Recupero 2 '.
Arnold press 3x8. Recupero 2 '.
Curl a martelllo in 3 super serie con push down ai cavi presa inversa da 15 ripetizioni. Recupero 2 '.
Crunch numero max di ripetizioni in 3 superserie con plank di 50 ".
Recupero 1 ' e si ricomincia la super serie.
Attività aerobica 15 '.

-SCHEDA 18

LUNEDÌ-MERCOLEDÌ-VENERDÌ

Attività aerobica 5 '.
Stacchi da terra 1x10.
Trazioni alla sbarra presa inversa 1x massimo numero di ripetizioni.
Jump squat 1x5.
Push up tra 2 step 1x massimo numero di ripetizioni.
Sollevamenti glutei da terra 1x10.
Piegamenti a terra 1x max.
Addome plank 1x45 ".
Ripetere gli esercizi 4 volte di seguito. Il recupero alla fine della sequenza è 3
'.
Attività aerobica 15 '.

-SCHEDA 19

LUNEDÌ

Spalle:
Shoulder press tecnica piramidale 5 serie da 6-9-12-12-15 ripetizioni.
Recupero 1 '.
Alzate laterali tecnica piramidale 5 serie da 6-9-12-12-15 ripetizioni.
Recupero 1 '.
Gambe:

Squat sumo tecnica piramidale 5 serie da 6-9-12-12-15 ripetizioni.
Recupero 1 '.
Addome:
Crunch a terra 3x30. Recupero 1 '.
Attività aerobica 10 '.

MARTEDÌ
Tricipiti:
Push down ai cavi tecnica piramidale 5 serie da 6-9-12-12-15
ripetizioni. Recupero 1 '.
Bicipiti:
Curl con bilanciere in piedi tecnica piramidale 5 serie da 6-9-12-12-15
ripetizioni. Recupero 1 '.
Attività aerobica 15 '.

MERCOLEDÌ
Gambe:
Squat tecnica piramidale 5 serie da 6-9-12-12-15 ripetizioni. Recupero
1 '.
Stacchi tecnica piramidale 5 serie da 6-9-12-12-15 ripetizioni.
Recupero 1 '.
Leg Curl tecnica piramidale 5 serie da 6-9-12-12-15 ripetizioni.
Recupero 1 '.
Calf in piedi tecnica piramidale 5 serie da 6-9-12-12-15 ripetizioni.
Recupero 1 '.
Addome:
Crunch a terra 3x30. Recupero 1 '.
Attività aerobica 10 '.

GIOVEDÌ
Petto:
Distensioni su panca piana con bilanciere tecnica piramidale 5 serie
da 6-9-12-
12-15 ripetizioni. Recupero 1 '.
Croci ai cavi tecnica piramidale 5 serie da 6-9-12-12-15 ripetizioni.
Recupero 1 '.
Addome:

Leg Raise 3x30. Recupero 1 '.
Attività aerobica 15 '.

VENERDÌ
Gambe:
Stacco da terra tecnica piramidale 5 serie da 6-9-12-12-15 ripetizioni.
Recupero 1 '.
Dorsali:
Trazioni tecnica piramidale 5 serie da 6-9-12-12-15 ripetizioni.
Recupero 1 '.
Pulley tecnica piramidale 5 serie da 6-9-12-12-15 ripetizioni.
Recupero 1 '.
Addome:
Crunch a terra 3x30. Recupero 1 '.
Attività aerobica 10 '.

-SCHEDA 20

LUNEDÌ- MERCOLEDÌ- VENERDÌ
Squat 3x25. Recupero 50 ".
Squat sumo 3x25. Recupero 50 ".
Affondi frontali 3x15. Recupero 50 ".
Affondi laterali 3x15. Recupero 50 ".
Piegamenti a terra 3x15. Recupero 50 ".
Sollevamento Glutei da terra 3x25. Recupero 50 ".
Crunch obliqui 3x25. Recupero 50 ".
Plank 3x50 ". Recupero 40 ".
Step 5 '.
Cyclette 5 '.

-SCHEDA 21

LUNEDÌ
Iperestensioni glutei 3x15. Recupero 30 ".
3 superserie da 10 ripetizioni ciasc1a di:
-squat
-stacchi a gambe tese

-affondi frontali in camminata
Recupero alla fine della superserie di 2 '.
Abductor machine in 3 superserie da 10 ripetizioni con
iperestensioni. Recupero 1 '.

MERCOLEDÌ
25 ' di attività cardio.
10 scatti da 30 ". Recupero 2 ' in camminata.

VENERDÌ
Crunch 3x15. Recupero 1 '.
Elevazione gambe alle parallele 3x15. Recupero 1 '.
Distensioni panca piana con manubri in 5 superserie da 10
ripetizioni con
abduzioni laterali. Recupero 1 '.
Pulley in 5 super serie con vertical row da 10 ripetizioni. Recupero
1'.
Push down ai cavi 4x10. Recupero 1 '.

-SCHEDA 22

LUNEDÌ/MERCOLEDÌ/VENERDÌ
10 ' Cyclette
Crunch bicicletta 3 x 20. Recupero 1 '.
Heel touches 3x30. Recupero 50 ".
Squat 3 x 20. Recupero 1 '.
Leg curl 3 x 20. Recupero 1 '.
Lat machine 3 x 20. Recupero 1 '.
Pulley 3 x 20. Recupero 1 '.
Alzate laterali manubri 2 x 20. Recupero 1 '.
Slanci glutei a terra 3 x 20. Recupero 1 '.
Sollevamento bacino da terra 3 x 20. Recupero 1 '.
10 ' tappeto.

-SCHEDA 23

LUNEDÌ-MERCOLEDÌ-VENERDÌ
5' di Cyclette.
Panca piana con manubri 3x12. Recupero 1'.
Lat machine 3x12. Recupero 1'.
Lento avanti con manubri 2x12. Recupero 1'.
Curl con manubri 3x12. Recupero 1'.
French press 3x12. Recupero 1'.
Squat 3x12. Recupero 1'.
Crunch 3x12. Recupero 1'.
Step 10'.

-SCHEDA 24

LUNEDÌ
Distensioni panca piana 4x12-10-8-6. Recupero 1' e mezzo.
Croci ai cavi 2x12. Recupero 1'.
Pulley 4x12-10-8-6. Recupero 1' e mezzo.
Lat machine 3x10. Recupero 1'.
French press 3x10. Recupero 1'.
Crunch 10 ripetizioni in 3 superserie con plank 50". Recupero 1' e mezzo.

GIOVEDÌ
Lento avanti con manubri 4x12-10-8-6. Recupero 1' e mezzo.
Curl con bilanciere 3x10. Recupero 1'.
Calf seduto 3x15. Recupero 1'.
Leg Curl 3x10. Recupero 1'.
Squat 4x12-10-8-6. Recupero 1' e mezzo.

-SCHEDA 25

LUNEDÌ
Distensioni panca piana 4x12-10-8-6. Recupero 1 ' e mezzo.
Pulley 4x12-10-8-6. Recupero 1 ' e mezzo.
Lat machine 3x10. Recupero 1 '.
French press 3x10. Recupero 1 '.
Curl con bilanciere 3x10. Recupero 1 '.
Crunch 3x30. Recupero 1 '.

MERCOLEDÌ
50 ' di attività cardio.
VENERDÌ

Lento avanti con manubri 4x12-10-8-6. Recupero 1 ' e mezzo.
Squat 4x12-10-8-6. Recupero 1 ' e mezzo.
Leg Extension 2x10. Recupero 1 '.
Leg Curl 2x10. Recupero 1 '.
Plank 3x50 ". Recupero 40 ".

-SCHEDA 26

LUNEDÌ
Sollevamento glutei da terra 3x15. Recupero 30 ".
Slanci a 90' 3x15. Recupero 30 ".
3 superserie da 10 ripetizioni ciascla di:
-squat
-stacchi da terra
-affondi
Recupero alla fine della superserie di 2 '.
Abductor machine in 3 superserie da 10 ripetizioni con adductor machine.
Recupero 1 '.

MERCOLEDÌ
45 ' di attività cardio.

VENERDÌ
Crunch 3x15. Recupero 1 '.
Plank 3x50 ". Recupero 40 ".
Distensioni panca piana con manubri in 5 superserie da 10
ripetizioni con lat machine. Recupero 1 '.
Pulley basso 4x15. Recupero 1 '.
Push down alle corde 4x15. Recupero 1 '.
Shoulder press 4x15. Recupero 1 '.

-SCHEDA 27

LUNEDÌ
Leg Extension 2x15. Recupero 1 '.
Squat 5x25. Recupero 40 ".
Stacco 3x15. Recupero 1 '.
Squat sumo 3x20. Recupero 1 '.
Adductor machine 3x25. Recupero 1 '.
Abductor machine 3x25. Recupero 1 '.
Calf in piedi 3x max.

MERCOLEDÌ
Jump Squat 3x15. Recupero 1 '..
Dip alle parallele 3x max.
Piegamenti a terra 3x max.
Trazioni 3 x max.
Crunch bicicletta 3x15. Recupero 1 '.
Heel touches 3x15. Recupero 1 '.
20 ' di corsa ad intensità moderata.

VENERDÌ
Pectoral machine3x15. Recupero 1 '.
Lat machine 3x15. Recupero 1 '.
Pulley 3x15. Recupero 1 '.
Pressa 3x15. Recupero 1 '.
Crunch inversi 3x15. Recupero 1 '.
Plank 3x50 ". Recupero 40 ".

SABATO
Attività aerobica 60 '.

-**SCHEDA** 28

LUNEDÌ
Dorsali:
Rematore con bilanciere 4x6. Recupero 1 '.
Lat machine avanti 5x6. Recupero 1 '.
Pulley 3x10. Recupero 1 '.
Bicipiti:
Alla panca scott 5x6. Recupero 1 '.
Curl con manubri 5x6. Recupero 1 '.
Addome:
Crunch a terra 3x15. Recupero 1 '.
Crunch alle parallele 3x15. Recupero 1 '.
Attività aerobica:
Corsa al tappeto 10 '.

MERCOLEDÌ
Gambe:
Squat 5x6. Recupero 1 '.
Stacchi 4x5. Recupero 2 '.
Squat sumo 3x8. Recupero 1 '.
Leg Curl 3x8 recupero 1 '.
Spalle:
Lento avanti con bilanciere 5x6. Recupero 1 '.
Alzate laterali con manubri 2x8. Recupero 1 '.
Addome:
Knee Crunch 3x30. Recupero 1 '.
Leg Raise 3x20. Recupero 1 '.
Attività aerobica:
Corsa al tappeto 10 '.

VENERDÌ
Petto:
Distensioni su panca piana con bilanciere 5x6. Recupero 1 '.

33

Distensioni su panca inclinata con bilanciere 5x6. Recupero 1 '.
Croci cavi 3x8. Recupero 1 '.
Tricipiti:
French press su panca piana 5x6. Recupero 1 '.
Push down ai cavi 5x6. Recupero 1 '.
Addome:
Crunch a terra 3x15. Recupero 1 '.
Heel touches 3x20. Recupero 1 '.
Plank 3x60". Recupero 1 '.
Attività aerobica:
Corsa al tappeto 10 '.

-SCHEDA 29

LUNEDÌ
Petto:
Distensioni su panca piana con manubri tecnica piramidale 3 serie da 9-6-3
ripetizioni. Recupero 2 '.
Distensioni su panca inclinata a 45° con bilanciere tecnica piramidale 3 serie
da 9-6-3 ripetizioni. Recupero 2 '.
Croci ai cavi tecnica piramidale 3 serie da 15-12-8 ripetizioni. Recupero 1 '.
Tricipiti:
Distensioni su panca piana con bilanciere presa stretta 3x6. Recupero 2 '.
French press 2x8. Recupero 1 '.

MARTEDÌ
Addome:
Crunch a terra 3x15. Recupero 1 '.
Heel touches 3x20. Recupero 1 '.
Leg Raise 3x20. Recupero 1 '.
Attività aerobica:
45 ' di corsa lenta al tappeto.

MERCOLEDÌ

Gambe:
Stacco da terra tecnica piramidale 3 serie da 9-6-3 ripetizioni.
Recupero 2
'.

Dorsali:
Trazioni alla sbarra tecnica piramidale 3 serie da 9-6-3 ripetizioni.
Recupero
2'.
Rematore con bilanciere tecnica piramidale 3 serie da 9-6-3
ripetizioni. Recupero 2'.
Bicipiti:
Curl con bilanciere 3x8. Recupero 1'.
Curl alla panca scott 2x10. Recupero 1'.

GIOVEDÌ
Addome:
Crunch inverso 3x15. Recupero 1'.
Heel touches 3x20. Recupero 1'.
Leg Raise 3x20. Recupero 1'.
Attività aerobica:
45' di corsa lenta al tappeto.

VENERDÌ
Gambe:
Squat tecnica piramidale 3 serie da 9-6-3 ripetizioni. Recupero 2'.
Leg Extension 3x12. Recupero 1'.
Leg Curl 3x12. Recupero 1'.
Spalle:
Lento avanti con manubri tecnica piramidale 3 serie da 9-6-3
ripetizioni. Recu-
pero 2'.
Alzate laterali 3x12. Recupero 1'.

SABATO:
Addome:
Crunch a terra 3x10. Recupero 1'.
Plank 3x60". Recupero 1'.

Attività aerobica:
45 ' di corsa lenta al tappeto.

-SCHEDA 30

LUNEDÌ-MERCOLEDÌ-VENERDÌ
Crunch 1x15.
Torsioni bacino 1x15.
Interno coscia 1x15.
Esterno coscia 1x15.
Squat sumo 1x15.
Lat machine avanti 1x15.
Pectoral machine 1x15.
Shoulder press 1x15.
Push down alle corde 1x15.
Curl alle corde 1x15.
Circuito ripetuto tre volte. Il recupero ad ogni giro è 3 '.
15 ' step in interval training.

-SCHEDA 31
LUNEDÌ
Petto:
Distensioni su panca piana con bilanciere 5x5. Recupero 3 '.
Dip alle parallele impugnatura stretta 3x5. Recupero 3'.
Gambe:
Front Squat 5x5. Recupero 3 '.
Addome:
Knee Crunch 3x30. Recupero 1 '.
Leg Raise 3x20. Recupero 1 '.
Attività aerobica:
20 ' di corsa al tappeto.

MARTEDÌ
Dorsali:
Trazioni alla sbarra 5x5. Recupero 3 '.
Rematore con bilanciere 3x5. Recupero 3 '.
Spalle:

Lento avanti con manubri 3x5. Recupero 3'.
Addome:
Cycling cross Crunch 3x20. Recupero 1'.
Plank 3x60". Recupero 1'.
Attività aerobica:
20' di corsa al tappeto.

GIOVEDÌ
Petto:
Distensioni su panca piana con bilanciere 5x5. Recupero 3'.
Dip alle parallele impugnatura stretta 3x5. Recupero 3'.
Gambe:
Back Squat 5x5. Recupero 3'.
Addome:
Cycling cross Crunch 3x20. Recupero 1'.
Heel touches 3x20. Recupero 1'.
Attività aerobica:
20' di corsa al tappeto.

VENERDÌ
Dorsali:
Trazioni alla sbarra 5x5. Recupero 3'.
Rematore con bilanciere 3x5. Recupero 3'.
Spalle:
Lento avanti con manubri 3x5. Recupero 3'.
Addome:
Cycling cross Crunch 3x20. Recupero 1'.
Plank 3x60". Recupero 1'.
Attività aerobica:
20' di corsa al tappeto.

-SCHEDA 32

LUNEDÌ
Dorsali:
Trazioni alla sbarra 5x5. Recupero 3'.
Gambe:

37

Squat 5x5. Recupero 3 '.
Spalle:
Distensioni su panca piana 5x5. Recupero 3 '.
Addome:
Cycling cross Crunch 3x20. Recupero 1 '.
Crunch a terra 3x15. Recupero 1 '.
Leg Raise 3x20. Recupero 1 '
Attività aerobica:
20 ' di corsa a intensità moderata al tappeto.

MARTEDÌ
Spalle:
Lento avanti con bilanciere 5x5. Recupero 3 '.
Dorsali:
Rematore con bilanciere 5x5. Recupero 3 '.
Gambe:
Affondi con manubri 5x5. Recupero 3 '.
Addome:
Plank 3x60". Recupero 1 '.
Cross Crunch 3x20. Recupero 1 '.
Attività aerobica:
20 ' di corsa a intensità moderata al tappeto.

GIOVEDÌ
Dorsali:
Trazioni alla sbarra 5x5. Recupero 3 '.
Gambe:
Squat 5x5. Recupero 3 '.
Petto:
Distensioni su panca piana 5x5. Recupero 3 '.
Addome:
Cycling cross Crunch 3x20. Recupero 1 '.
Crunch a terra 3x15. Recupero 1 '.
Leg Raise 3x20. Recupero 1 '
Attività aerobica:
20 ' di corsa a intensità moderata al tappeto.

VENERDÌ

Spalle:

Lento avanti con bilanciere 5x5. Recupero 3 '.

Dorsali:

Rematore con bilanciere 5x5. Recupero 3 '.

Gambe:

Affondi con manubri 5x5. Recupero 3 '.

Addome:

Plank 3x60". Recupero 1 '.

Cross Crunch 3x20. Recupero 1 '.

Attività aerobica:

20 ' di corsa a intensità moderata al tappeto.

-SCHEDA 33

LUNEDÌ
Petto:
Distensioni con manubri su panca piana 3x6. Recupero 2 '.
Distensioni con bilanciere su panca inclinata 3x10. Recupero 1 ' e mezzo.
Gambe:
Back squat 3x10. Recupero 1 ' e mezzo.
Affondi con manubri 3x10. Recupero 1 ' e mezzo.
Bicipiti:
Curl con bilanciere con manubri 3x10.Recupero 1 ' e mezzo.
Addome:
Plank 3x60". Recupero 1 '.
Attività aerobica:
20 ' di corsa al tappeto.

MARTEDÌ
Dorsali:
Lat machine 3x6. Recupero 2 '.
Rematore alla macchina 3x10. Recupero 1 ' e mezzo.
Spalle:
Shoulder press 3x6. Recupero 2 '.
Tricipiti:
Alle parallele 3x6. Recupero 2 '.
Addome:
Crunch a terra 3x15. Recupero 1 '.
Attività aerobica:
20 ' di corsa al tappeto.

GIOVEDÌ
Petto:
Distensioni con manubri su panca piana 3x6. Recupero 2 '.
Distensioni con bilanciere su panca inclinata 3x10. Recupero 1 ' e mezzo.
Gambe:
Back squat 3x10. Recupero 1 ' e mezzo.

Affondi con manubri 3x10. Recupero 1 ' e mezzo.
Bicipiti:
Curl con bilanciere con manubri 3x10.Recupero 1 ' e mezzo.
Addome:
Plank 3x60". Recupero 1 '.
Attività aerobica:
20 ' di corsa al tappeto.

VENERDÌ
Dorsali:
Lat machine 3x6. Recupero 2 '.
Rematore alla macchina 3x10. Recupero 1 ' e mezzo.
Spalle:
Shoulder press 3x6. Recupero 2 '.
Tricipiti:
Alle parallele 3x6. Recupero 2 '.
Addome:
Crunch a terra 3x15. Recupero 1 '.
Attività aerobica:
20 ' di corsa al tappeto.

-SCHEDA 34

LUNEDÌ-MERCOLEDÌ-VENERDÌ

Attività aerobica 15 '.
push up tra 2 step 1 x max numero di ripetizioni.
Addome Plank 1x60".
Ripetere questi ultimi 2 esercizi tre volte senza fermarsi.
Circa 2 ' di recupero.
Attività aerobica 5 '.
Squat frontale 1x10.
Leg Curl 1x10.
Ripetere questi ultimi 2 esercizi tre volte senza fermarsi.
Circa 2 ' di recupero.
Attività aerobica 5 '.
Trazioni alla sbarra 1x massimo numero di ripetizioni.
Crunch a terra 1x15.
Ripetere questi ultimi 2 esercizi tre volte senza fermarsi.
Circa 2 ' di recupero.
Attività aerobica 15 '.

-SCHEDA 35

LUNEDÌ-MERCOLEDÌ-VENERDÌ

Attività aerobica 20 '.
Squat frontale 1x10.
Push up tra 2 step 1x massimo numero di ripetizioni.
Ripetere tre volte senza fermarsi.
Circa 2 ' di recupero.
Attività aerobica 5 '.
Trazioni alla sbarra 1x massimo numero ripetizioni.
Jump squat 1x8.
Ripetere tre volte senza fermarsi.
Circa 2 ' di recupero.
Attività aerobica 5 '.
Stacchi dinamici 1x10.
Addome plank 1x60 ".
Ripetere tre volte senza fermarsi.

Circa 2 ' di recupero.
Attività aerobica 15 '.

-SCHEDA 36

LUNEDÌ-MERCOLEDÌ-VENERDÌ
Attività aerobica 15 '.
Distensioni su panca inclinata 1x10.
Addome plank 1x30 ".
Squat 1x10.
Cycling cross Crunch 1x15.
Trazioni alla sbarra 1xmassimo numero di ripetizioni.
Addome plank 1x30 ".
Heel touches 1x15.
Tutti gli esercizi vengono ripetuti di seguito 3 volte. Il recupero alla fine della
sequenza è di tre '.
Attività aerobica 15 '.

-SCHEDA 37

LUNEDÌ-MERCOLEDÌ-VENERDÌ
Attività aerobica 5 '.
Stacchi da terra 1x10.
Trazioni alla sbarra presa inversa 1x massimo numero di ripetizioni.
Jump squat 1x5.
Push up tra 2 step 1x massimo numero di ripetizioni.
Addome plank 1x45 ".
Ripetere gli esercizi 4 volte di seguito. Il recupero alla fine della
sequenza è 3 '.
Attività aerobica 10 '.

-SCHEDA 38

LUNEDÌ-MERCOLEDÌ-VENERDÌ
Attività aerobica 5 '.
Squat con bilanciere 1x10.

Distensioni su panca piana con manubri 1x10.
Trazioni alla sbarra 1x10.
Addome plank 1x45 ".
Crunch a terra 1x15.
Ripetere gli esercizi 5 volte di seguito. Il recupero alla fine della sequenza è 3
'.
Attività aerobica 10 '.

-SCHEDA 39

LUNEDÌ-MERCOLEDÌ-VENERDÌ
Attività aerobica 10 '.
Squat 1x5.
Rematore con bilanciere 1x5.
Lento avanti con manubri 1x5.
Addome planck 1x30 ".
Questi esercizi vengono ripetuti senza sosta per 10/20'.
Attività aerobica 10/15 '.

-SCHEDA 40

LUNEDÌ-MERCOLEDÌ-VENERDÌ
Pectoral machine 1x15.
Push down ai cavi 1x15.
Curl ai cavi 1x15.
Shoulder press 1x15.
Lat machine avanti 1x15.
Pulley 1x15.
Pressa 1x15.
Addome Plank 1x45 ".
Cross Crunch 1x30.
Heel touches 1x30.
Attività aerobica:
15 ' al tappeto.
10 ' alla cyclette.
5 ' allo step.

-SCHEDA 41

MARTEDÌ-VENERDÌ
Petto:
Pectoral machine 4x10. Recupero 1 '.
Croci ai cavi 4x10. Recupero 1 '.
Tricipiti:
Push down ai cavi 4x10. Recupero 1 '.
Bicipiti:
Curl ai cavi 4x10. Recupero 1 '.
Dorsali:
Lat machine avanti 4x10. Recupero 1 '.
Spalle:
Shoulder press 4x10. Recupero 1 '.
Addome:
Cross Crunch 3x20. Recupero 1 '.
Heel touches 3x20. Recupero 1 '.
Attività aerobica:
25 ' di corsa moderata

-SCHEDA 42

LUNEDÌ
Petto:
Distensioni su panca piana con bilanciere 4x10. Recupero 1 '.
Dorsali:
Lat-machine dietro 4x10. Recupero 1 '.
Gambe:
Pressa 4x10. Recupero 1 '.
Addome:
Crunch a terra 3x15. Recupero 1 '.
Heel touches 3x20. Recupero 1 '.
Plank 3x60". Recupero 1 '.
Attività aerobica:
30 ' di corsa al tappeto.
5 ' di step.

VENERDÌ
Gambe:
Pressa 4x10. Recupero 1′.
Dorsali:
Lat-machine avanti 4x10. Recupero 1′.
Petto:
Distensioni su panca piana con bilanciere 4x10. Recupero 1′.
Addome:
Crunch a terra 3x15. Recupero 1′.
Heel touches 3x20. Recupero 1′.
Plank 3x60″. Recupero 1′.
Attività aerobica:
30′ di corsa al tappeto.
5′ di step.

-SCHEDA 43
LUNEDÌ-GIOVEDÌ
Esercizi:
Crunch a terra 1x20.
Heel touches 1x20.
Crunch alle parallele 1x20.
Pectoral machine 1x15.
Croci ai cavi 1x15.
Push down ai cavi 1x15.
Curl con manubri 1x15
Lat machine avanti 1x15.
Tutti gli esercizi vengono ripetuti tre volte senza recupero.
Attività aerobica al tappeto 15′.
Cyclette 10′.

-SCHEDA 44

LUNEDÌ
Dorsali:
Rematore con bilanciere 5x6. Recupero 1′.
Lat machine avanti 5x6. Recupero 1′.

Pulley 3x10. Recupero 1 '.
Bicipiti:
Alla panca scott 5x6. Recupero 1 '.
Curl con manubri 5x6. Recupero 1 '.
Addome:
Crunch a terra 3x15. Recupero 1 '.
Crunch alle parallele 3x15. Recupero 1 '.
Attività aerobica:
Corsa al tappeto 25 '.

MERCOLEDÌ
Gambe:
Squat 5x6. Recupero 1 '.
Leg Extension 3x8. Recupero 1 '.
Leg Curl 3x8 recupero 1 '.
Spalle:
Lento avanti con bilanciere 5x6. Recupero 1 '.
Lento dietro con bilanciere 5x6. Recupero 1 '.
Alzate laterali con manubri 3x8. Recupero 1 '.
Addome:
Knee Crunch 3x30. Recupero 1 '.
Leg Raise 3x20. Recupero 1 '.
Attività aerobica:
Corsa al tappeto 25 '.

VENERDÌ
Petto:
Distensioni su panca piana con bilanciere 5x6. Recupero 1 '.
Distensioni su panca inclinata con bilanciere 5x6. Recupero 1 '.
Croci cavi 3x8. Recupero 1 '.
Tricipiti:
French press su panca piana 5x6. Recupero 1 '.
Push down ai cavi 5x6. Recupero 1 '.
Addome:
Crunch a terra 3x15. Recupero 1 '.
Heel touches 3x20. Recupero 1 '.
Plank 3x60". Recupero 1 '.

Attività aerobica:
Corsa al tappeto 25 '.

-SCHEDA 45

LUNEDÌ
Addome:
Crunch a terra 3x30. Recupero 50 ".
Plank 3x60". Recupero 1 '.
Petto:
Distensioni su panca piana 4x10. Recupero 1 '.
Attività aerobica :
corsa al tappeto 40 '.

MERCOLEDÌ:
Bicipiti:
Curl con manubri 4x10. Recupero 1 '.
Tricipiti:
French press su panca piana 4x10. Recupero 1 '.
Spalle:
Shoulder press 4x10. Recupero 1 '.
Attività aerobica:
5 ' corsa al tappeto.
10 ' step.
20 ' cyclette.

VENERDÌ
Dorsali:
Lat machine 4x10. Recupero 1 ' .
Pulley 4x10. Recupero 1 '.
Addome:
Crunch a terra 3x30. Recupero 50 ".
Plank 3x60". Recupero 1 '.
Attività aerobica :
corsa al tappeto 40 '

-SCHEDA 46

LUNEDÌ-MERCOLEDÌ-VENERDÌ
Addome:
Crunch a terra 1x30.
Leg raise 1x30.
Pectoral machine 1x15.
Croci ai cavi 1x15.
Push down ai cavi 1x15.
Curl con manubri 1x15.
Lat machine avanti 1x15.
Questi esercizi vengono ripetuti 2/tre volte senza pause.
Attività aerobica:
5 ′ di step.
20 ′ corsa al tappeto.

-SCHEDA 47

LUNEDÌ-MERCOLEDÌ-VENERDÌ
Attività aerobica 5 ′.
Stacchi da terra 1x10.
Trazioni alla sbarra presa inversa 1x massimo numero di ripetizioni.
Jump squat 1x5.
Squat sumo 1x5.
Push up tra 2 step 1x massimo numero di ripetizioni.
Addome plank 1x45 ″.
Ripetere gli esercizi 4 volte di seguito. Il recupero alla fine della sequenza è 3 ′.
Attività aerobica 15 ′.

-SCHEDA 48

LUNEDÌ
Pectoral machine 3x8. Recupero 1 ′.
Shoulder press 3x8. Recupero 1 ′.
Lat machine 3x8. Recupero 1 ′.
Stacchi gambe tese 3x8. Recupero 1 ′.

Attività aerobica 20 '.

MERCOLEDÌ
Squat sumo 5x5. Recupero 2 '.
Croci ai cavi 3x8. Recupero 1 '.
Alzate laterali 3x8. Recupero 1 '.
Pulley 3x8. Recupero 1 '.
Attività aerobica 20 '.

VENERDÌ
Squat 3x8. Recupero 1 '.
Slanci a 90 3x15. Recupero 1 '.
Sollevamenti glutei da terra 3x15. Recupero 1 '.
Adductor machine in 3 super serie da 15 con abductor machine.
Recupero 2 '.
Curl con manubri in 3 super serie da 15 con french press. Recupero 1
'.
Attività aerobica 20 '.

-SCHEDA 49

LUNEDÌ-MERCOLEDÌ-VENERDÌ
Crunch a terra 3x15. Recupero 1 '.
Pressa 3x15. Recupero 1 '.
Abductor machine 3x15. Recupero 1 '.
Adductor machine 3x15. Recupero 1 '.
Distensioni con manubri su panca inclinata 3x15. Recupero 1 '.
Shoulder press 3x15. Recupero 1 '.
Push down ai cavi 3x15. Recupero 1 '.
Corsa al tappeto 20 '.
Cyclette 10 '.

-SCHEDA 50

LUNEDÌ-MERCOLEDÌ-VENERDÌ
Addome:
Crunch a terra 1x30.

Leg raise 1x30.
Pectoral machine 1x15.
Croci ai cavi 1x15.
Push down ai cavi 1x15.
Curl con manubri 1x15.
Lat machine avanti 1x15.
Questi esercizi vengono ripetuti tre volte senza pause.
Attività aerobica:
10 ' di step.
10 ' corsa al tappeto.

-SCHEDA 51

LUNEDÌ-MERCOLEDÌ-VENERDÌ
Attività aerobica 10 '.
Squat 1x5.
Trazioni a corpo libero 1x5.
Lento avanti con manubri 1x5.
Distensioni panca piana 1x5.
Addome planck 1x40 ".
Questi esercizi vengono ripetuti senza sosta per 20 '.
Attività aerobica 25 '.

-SCHEDA 52

LUNEDÌ-MERCOLEDÌ-VENERDÌ
Pectoral machine 1x15.
Push down ai cavi 1x15.
Curl ai cavi 1x15.
Shoulder press 1x15.
Lat machine avanti 1x15.
Pulley 1x15.
Pressa 1x15.
Squat sumo 1x15
Addome Plank 1x45 ".
Cross Crunch 1x30.

Heel touches 1x30.
Tutto il circuito è ripetuto 3 volte. Il recupero ad ogni giro è 3 '.
Attività aerobica 10 ' allo step.

-SCHEDA 53

LUNEDÌ-MERCOLEDÌ-VENERDÌ
Attività aerobica 5 '.
Squat con bilanciere 1x10.
Distensioni su panca piana con manubri 1x10.
Trazioni alla sbarra 1x10.
Addome plank 1x45 ".
Crunch a terra 1x15.
Ripetere gli esercizi 5 volte di seguito. Il recupero alla fine della
sequenza è 3 '.
Attività aerobica 10/15 '.

-SCHEDA 54

LUNEDÌ
Spalle:
Shoulder press tecnica piramidale 5 serie da 8-12-15-18-21
ripetizioni. Recupero 1 '.
Alzate laterali tecnica piramidale 5 serie da 8-12-15-18-21 ripetizioni.
Recupero 1 '.
Addome:
Cycling cross Crunch 3x30. Recupero 1 '.
Attività aerobica 30 '.

MARTEDÌ
Tricipiti:
Distensioni panca piana presa stretta per tricipiti tecnica piramidale
5 serie da
8-12-15-18-21 ripetizioni. Recupero 1 '.
Push down ai cavi presa inversa tecnica piramidale 5 serie da 8-12-
15-18-21 ri-
petizioni. Recupero 1 '.

Bicipiti:
Trazioni presa stretta inversa tecnica piramidale 5 serie da 8-12-15-
18-21 ripeti-
zioni. Recupero 1 '.
Curl con bilanciere in piedi tecnica piramidale 5 serie da 8-12-15-18-
21 ripeti-
zioni. Recupero 1 '.
Attività aerobica 20/10 '.

MERCOLEDÌ
Gambe:
Squat tecnica piramidale 5 serie da 8-12-15-18-21 ripetizioni.
Recupero 1 mi-
nuto.
Pressa tecnica piramidale 5 serie da 8-12-15-18-21 ripetizioni.
Recupero 1 mi-
nuto.
Stacchi tecnica piramidale 5 serie da 8-12-15-18-21 ripetizioni.
Recupero 1 mi-
nuto.
Leg Curl tecnica piramidale 5 serie da 8-12-15-18-21 ripetizioni.
Recupero 1 mi-
nuto.
Calf in piedi tecnica piramidale 5 serie da 8-12-15-18-21 ripetizioni.
Recupero 1 '.
Addome:
Crunch a terra 3x30. Recupero 1 '.
Attività aerobica 20/10 '.

GIOVEDÌ
Petto:
Distensioni su panca piana con bilanciere tecnica piramidale 5 serie
da 8-12-15-
18-21 ripetizioni. Recupero 1 '.
Distensioni su panca inclinata a 30' tecnica piramidale 5 serie da 8-
12-15-18-21
ripetizioni. Recupero 1 '.

Croci ai cavi tecnica piramidale 5 serie da 8-12-15-18-21 ripetizioni. Recupero 1 '.
Addome:
Leg Raise 3x30. Recupero 1 '.
Cycling cross Crunch 3x30. Recupero 1 '.
Attività aerobica 20/10 '.

VENERDÌ
Gambe: Stacco da terra tecnica piramidale 5 serie da 8-12-15-18-21 ripetizioni. Recupero 1 '.
Dorsali:
Trazioni presa stretta tecnica piramidale 5 serie da 8-12-15-18-21 ripetizioni.
Recupero 1 '.
Rematore con bilanciere tecnica piramidale 5 serie da 8-12-15-18-21 ripetizioni.
Recupero 1 '.
Addome:
Crunch a terra 3x30. Recupero 1 '.
Attività aerobica 20/10 '.

-SCHEDA 55

LUNEDÌ-MERCOLEDÌ-VENERDÌ
Attività aerobica 15 '.
Distensioni su panca inclinata 1x10.
Addome plank 1x30 ".
Squat 1x10.
Cycling cross Crunch 1x15.
Trazioni alla sbarra 1xmassimo numero di ripetizioni.
Addome plank 1x30 ".
Heel touches 1x15.
Tutti gli esercizi vengono ripetuti di seguito 3 volte. Il recupero alla fine della
sequenza è di tre '.
Attività aerobica 15 '.

-SCHEDA 56

LUNEDÌ
Petto:
Distensioni su panca piana con bilanciere 4x5. Recupero 3 '.
Dip alle parallele impugnatura stretta 3x5. Recupero 3 '.
Gambe:
Back Squat 5x5. Recupero 3 '.
Addome:
Knee Crunch 3x30. Recupero 1 '.
Leg Raise 3x20. Recupero 1 '.
Attività aerobica:
20 ' di corsa al tappeto.

MARTEDÌ
Dorsali:
Trazioni alla sbarra 5x5. Recupero 3 '.
Rematore con bilanciere 3x5. Recupero 3 '.
Spalle:
Lento avanti con manubri 3x5. Recupero 3 '.
Addome:
Cycling cross Crunch 3x20. Recupero 1 '.
Plank 3x60". Recupero 1 '.
Attività aerobica:
20 ' di corsa al tappeto.

GIOVEDÌ
Petto:
Distensioni su panca piana con bilanciere 4x5. Recupero 3 '.
Dip alle parallele impugnatura stretta 3x5. Recupero 3 '.
Gambe:
Stacchi 5x5. Recupero 3 '.
Addome:
Cycling cross Crunch 3x20. Recupero 1 '.
Heel touches 3x20. Recupero 1 '.
Attività aerobica:
20 ' di corsa al tappeto.

VENERDÌ
Dorsali:
Trazioni alla sbarra 5x5. Recupero 3 '.
Rematore con bilanciere 3x5. Recupero 3 '.
Spalle:
Lento avanti con manubri 3x5. Recupero 3 '.
Addome:
Cycling cross Crunch 3x20. Recupero 1 '.
Plank 3x60". Recupero 1 '.
Attività aerobica:
20 ' di corsa al tappeto.

-SCHEDA 57

LUNEDÌ
Squat sumo 1x20.
Pressa 1x20.
Leg Curl 1x20.
Stacchi 1x20.
Lat Machine avanti 1x15.
Adduttori e Abduttori per interno ed esterno coscia 1x20.
3 ' di cyclette.
Ripetuto per 45 '.

MARTEDÌ
50 ' di attività aerobica.

MERCOLEDÌ
Pectoral Machine 1x15.
Shoulder press 1x15
Crunch 1x20
Crunch inverso 1x20
Curl ai cavi 1x15
push down ai cavi 1x15
3 ' di cyclette.
Ripetuto per 45 '.

VENERDÌ
50 ' di attività aerobica.

-SCHEDA 58

LUNEDÌ-MERCOLEDÌ-VENERDÌ
Attività aerobica 5 '.
Squat sumo 1x10.
Affondi 1x10.
Pectoral machine 1x10.
Shoulder press 1x10.
Lat machine presa stretta 1x10.
Jump squat 1x5.
Addome plank 1x45 ".
Ripetere gli esercizi 3 volte di seguito. Il recupero alla fine della sequenza è 3 '.
Attività aerobica 20 '.

-SCHEDA 59

LUNEDÌ-MERCOLEDÌ-VENERDÌ
Crunch 1x15.
Torsioni bacino 1x15.
Interno coscia 1x15.
Esterno coscia 1x15.
Pressa 1x15.
Lat machine avanti 1x15.
Pectoral machine 1x15.
Push down alle corde 1x15.
Curl alle corde 1x15.
15 ' di bicicletta.

-SCHEDA 60

LUNEDÌ
10 ' di corsa di riscaldamento.
Squat sumo 3x10. Recupero 1 '.
Lex extension 3x10. Recupero 1 '.
Abductor machine 3x10. Recupero 1 '.
Affondi dietro 3x8+8 ripetizioni abbassando il peso. Recupero 1 '.
Crunch 3x15. Recupero 40 ".
Crunch obliqui 3x10+10 ripetizioni ad esaurimento con il metodo rest pause.
Recupero 1 '.
Panca piana con manubri 3x10. Recupero 1 '.
Lento avanti con manubri 3x10. Recupero 1 '.
Curl con manubri 3x10. Recupero 1 '.
15 ' di corsa ad intensità moderata.

MERCOLEDÌ

Attività aerobica 50 '.

VENERDÌ
10 ' di corsa di riscaldamento.
Squat 3x10. Recupero 1 '.
Leg curl 3x10. Recupero 1 '.
Aductor machine 3x10. Recupero 1 '.
Ponte su 2 step 3x8. Recupero 1 '.
Crunch inverso 3x15. Recupero 40 ".
Lat machine 3x10. Recupero 1 '.
Push down ai cavi 3x10. Recupero 1 '.
15 ' di corsa ad intensità moderata.

-SCHEDA 61

LUNEDÌ-MERCOLEDÌ-VENERDÌ
Squat 2x15. Recupero 1 '.
Pressa 1x15.
Pectoral machine 1x15.
Push down ai cavi 1x15.

Curl ai cavi 1x15.
Shoulder press 1x15.
Lat machine avanti 1x15.
Pulley 1x15.
Addome Plank 1x45 ".
Cross Crunch 1x30.
Heel touches 1x30.
Attività aerobica:
15 ' al tappeto.
10 ' alla cyclette.
5 ' allo step.

-SCHEDA 62

LUNEDÌ-MERCOLEDÌ-VENERDÌ
Attività aerobica 5 '.
Stacchi da terra 1x10.
Trazioni alla sbarra presa inversa 1x massimo numero di ripetizioni.
Jump squat 1x5.
Push up tra 2 step 1x massimo numero di ripetizioni.
Addome plank 1x45 ".
Ripetere gli esercizi 4 volte di seguito. Il recupero alla fine della sequenza è 3 '.
Attività aerobica 10 '.

-SCHEDA 63

LUNEDÌ-GIOVEDÌ
Crunch a terra 1x20.
Heel touches 1x20.
Crunch alle parallele 1x20.
Squat sumo 1x15
Pectoral machine 1x15.
Push down ai cavi 1x15.
Curl con manubri 1x15
Lat machine avanti 1x15.
Tutti gli esercizi vengono ripetuti tre volte senza recupero.
Attività aerobica al tappeto 15 '.
Cyclette 10 '.

-SCHEDA 64

LUNEDÌ-MERCOLEDÌ-VENERDÌ
Attività aerobica 10 '.
Squat 1x5.
Squat sumo 1x5.
Trazioni presa stretta 1x5.
Dip parallele 1x5.
Addome planck 1x30 ".
Questi esercizi vengono ripetuti senza sosta per 10/20'.
Attività aerobica 10/15 '.

-SCHEDA 65

LUNEDÌ
Dorsali:
Trazioni alla sbarra presa stretta 5x5. Recupero 3 '.
Gambe:
Squat 5x5. Recupero 3 '.
Spalle:
Distensioni su panca piana 5x5. Recupero 3 '.
Addome:

Cycling cross Crunch 3x20. Recupero 1 '.
Crunch a terra 3x15. Recupero 1 '.
Leg Raise 3x20. Recupero 1 '
Attività aerobica:
20 ' di corsa a intensità moderata al tappeto.

MARTEDÌ
Spalle:
Lento avanti con bilanciere 5x5. Recupero 3 '.
Dorsali:
Rematore con bilanciere 5x5. Recupero 3 '.
Gambe:
Affondi con manubri 5x5. Recupero 3 '.
Addome:
Plank 3x60". Recupero 1 '.
Cross Crunch 3x20. Recupero 1 '.
Attività aerobica:
20 ' di corsa a intensità moderata al tappeto.

GIOVEDÌ
Dorsali:
Trazioni alla sbarra presa stretta 5x5. Recupero 3 '.
Gambe:
Squat 5x5. Recupero 3 '.
Petto:
Distensioni su panca piana 5x5. Recupero 3 '.
Addome:
Cycling cross Crunch 3x20. Recupero 1 '.
Crunch a terra 3x15. Recupero 1 '.
Leg Raise 3x20. Recupero 1 '
Attività aerobica:
20 ' di corsa a intensità moderata al tappeto.

VENERDÌ
Gambe:
Affondi con manubri 5x5. Recupero 3 '.
Addome:

Plank 3x60". Recupero 1 '.
Cross Crunch 3x20. Recupero 1 '.
Attività aerobica:
30 ' di corsa a intensità moderata al tappeto.

-SCHEDA 66

LUNEDÌ
Petto:
Distensioni con bilanciere su panca piana 3x10. Recupero 1 ' e mezzo.
Gambe:
Back squat 3x10. Recupero 1 ' e mezzo.
Affondi con manubri 3x10. Recupero 1 ' e mezzo.
Bicipiti:
Curl con bilanciere con manubri 3x10.Recupero 1 ' e mezzo.
Addome:
Plank 3x60". Recupero 1 '.
Attività aerobica:
25 ' di corsa al tappeto.

MERCOLEDÌ
Dorsali:
Lat machine 3x6. Recupero 2 '.
Rematore alla macchina 3x10. Recupero 1 ' e mezzo.
Spalle:
Shoulder press 3x6. Recupero 2 '.
Tricipiti:
Alle parallele guidato alla macchina 3x6. Recupero 2 '.
Addome:
Crunch a terra 3x15. Recupero 1 '.
Attività aerobica:
25 ' di corsa al tappeto.

VENERDÌ
Gambe:
Squat sumo 3x10. Recupero 1 ' e mezzo.

Stacchi 3x10. Recupero 1 ' e mezzo.
Abductor machine 2x15. Recupero 1 '.
Adductor machine 2x15. Recupero 1 '.
Addome:
Plank 3x60". Recupero 1 '.
Attività aerobica:
30 ' di corsa al tappeto.

-SCHEDA 67

LUNEDÌ
Petto:
Pectoral machine 4x6. Recupero 1 '.
Distensioni su panca inclinata a 30' 4x6. Recupero 1 '.
Tricipiti:
Distensioni con bilanciere su panca piana presa stretta 5x6. Recupero
1 mi-
nuto.
Addome:
Heel touches Crunch a terra 3x30. Recupero 40 ".
Crunch a terra 3x30. Recupero 40 ".
Attività aerobica 30 '.

MERCOLEDÌ
Squat 3x5. Recupero 2 '.
Squat sumo 4x5. Recupero 2 '.
Stacchi 4x5. Recupero 2 '.
Sollevamenti glutei da terra 3x10. Recupero 50 ".
Slanci a 90' 3x10. Recupero 50 ".
Attività aerobica 30 '.

VENERDÌ
Dorsali:
Pulley 4x6. Recupero 1 '.
Lat machine 4x6. Recupero 1 '.
Bicipiti:
Curl con manubri 5x6. Recupero 1 '.

Addome:
Plank 3x45 ". Recupero 30 ".
Attività aerobica 30 '.

-SCHEDA 68

LUNEDÌ
Dorsali:
Trazioni alla sbarra 5x5. Recupero 3 '.
Gambe:
Stacchi 5x5. Recupero 3 '.
Spalle:
Distensioni su panca piana 5x5. Recupero 3 '.
Addome:
Cycling cross Crunch 3x20. Recupero 1 '.
Crunch a terra 3x15. Recupero 1 '.
Leg Raise 3x20. Recupero 1 '
Attività aerobica:
20 ' di corsa a intensità moderata al tappeto.

MARTEDÌ
Spalle:
Lento avanti con bilanciere 5x5. Recupero 3 '.
Dorsali:
Rematore con bilanciere 5x5. Recupero 3 '.
Gambe:
Affondi con manubri 5x5. Recupero 3 '.
Addome:
Plank 3x60". Recupero 1 '.
Cross Crunch 3x20. Recupero 1 '.
Attività aerobica:
20 ' di corsa a intensità moderata al tappeto.

GIOVEDÌ
Dorsali:
Trazioni alla sbarra 5x5. Recupero 3 '.
Gambe:

Squat 5x5. Recupero 3 ′.
Petto:
Distensioni su panca piana 5x5. Recupero 3 ′.
Addome:
Cycling cross Crunch 3x20. Recupero 1 ′.
Crunch a terra 3x15. Recupero 1 ′.
Leg Raise 3x20. Recupero 1 ′
Attività aerobica:
20 ′ di corsa a intensità moderata al tappeto.

VENERDÌ
Spalle:
Lento avanti con bilanciere 5x5. Recupero 3 ′.
Dorsali:
Rematore con bilanciere 5x5. Recupero 3 ′.
Gambe:
Affondi con manubri 5x5. Recupero 3 ′.
Addome:
Plank 3x60″. Recupero 1 ′.
Cross Crunch 3x20. Recupero 1 ′.
Attività aerobica:
20 ′ di corsa a intensità moderata al tappeto.
-SCHEDA 69

LUNEDÌ
Petto:
Distensioni con bilanciere su panca inclinata 3x10. Recupero 1 ′ e mezzo.
Gambe:
Stacchi 3x10. Recupero 1 ′ e mezzo.
Squat sumo 3x10. Recupero 1 ′ e mezzo.
Bicipiti:
Curl con bilanciere con manubri 3x10.Recupero 1 ′ e mezzo.
Addome:
Plank 3x60″. Recupero 1 ′.
Attività aerobica:
20 ′ di corsa al tappeto.

MARTEDÌ
Dorsali:
Lat machine 3x6. Recupero 2 '.
Pulley 3x10. Recupero 1 ' e mezzo.
Spalle:
Shoulder press 3x6. Recupero 2 '.
Tricipiti:
French press 3x6. Recupero 2 '.
Addome:
Crunch a terra 3x15. Recupero 1 '.
Attività aerobica:
20 ' di corsa al tappeto.

GIOVEDÌ
Petto:
Distensioni con manubri su panca piana 3x6. Recupero 2 '.
Gambe:
Back squat 3x10. Recupero 1 ' e mezzo.
Affondi con manubri 3x10. Recupero 1 ' e mezzo.
Bicipiti:
Curl con bilanciere con manubri 3x10.Recupero 1 ' e mezzo.
Addome:
Plank 3x60". Recupero 1 '.
Attività aerobica:
20 ' di corsa al tappeto.

VENERDÌ
Dorsali:
Lat machine 3x6. Recupero 2 '.
Rematore alla macchina 3x10. Recupero 1 ' e mezzo.
Spalle:
Shoulder press 3x6. Recupero 2 '.
Tricipiti:
Alle parallele 3x6. Recupero 2 '.
Addome:
Crunch a terra 3x15. Recupero 1 '.

Attività aerobica:
20 ' di corsa al tappeto.

-SCHEDA 70

LUNEDÌ-MERCOLEDÌ-VENERDÌ
Attività aerobica 15 '.
push up tra 2 step 1 x max numero di ripetizioni.
Addome Plank 1x60".
Ripetere questi ultimi 2 esercizi tre volte senza fermarsi.
Circa 2 ' di recupero.
Attività aerobica 5 '.
Squat 1x10.
Leg Curl 1x10.
Ripetere questi ultimi 2 esercizi tre volte senza fermarsi.
Circa 2 ' di recupero.
Attività aerobica 5 '.
Trazioni alla sbarra 1x massimo numero di ripetizioni.
Crunch a terra 1x15.
Ripetere questi ultimi 2 esercizi tre volte senza fermarsi.
Circa 2 ' di recupero.
Attività aerobica 15 '.

-SCHEDA 71

LUNEDÌ-MERCOLEDÌ-VENERDÌ
Attività aerobica 20 '.
Squat frontale 1x10.
Push up tra 2 step 1x massimo numero di ripetizioni.
Ripetere tre volte senza fermarsi.
Circa 2 ' di recupero.
Attività aerobica 5 '.
Trazioni alla sbarra 1x massimo numero ripetizioni.
Jump squat 1x8.
Ripetere tre volte senza fermarsi.
Circa 2 ' di recupero.
Attività aerobica 5 '.

Stacchi dinamici 1x10.
Addome plank 1x60 ".
Ripetere tre volte senza fermarsi.
Circa 2 ' di recupero.
Attività aerobica 15 '.

-SCHEDA 72

LUNEDÌ
Spalle:
Shoulder press tecnica piramidale 5 serie da 6-9-12-12-15 ripetizioni.
Recupero 1 '.
Alzate laterali tecnica piramidale 5 serie da 6-9-12-12-15 ripetizioni.
Recupero 1 '.
Gambe:
Squat sumo tecnica piramidale 5 serie da 6-9-12-12-15 ripetizioni.
Recupero 1
'.
Addome:
Crunch a terra 3x30. Recupero 1 '.
Attività aerobica 15/20 '.

MARTEDÌ
Tricipiti:
Push down ai cavi tecnica piramidale 5 serie da 6-9-12-12-15
ripetizioni. Recupero 1 '.
Bicipiti:
Curl con bilanciere in piedi tecnica piramidale 5 serie da 6-9-12-12-15
ripeti-
zioni. Recupero 1 '.
Attività aerobica 35 '.

MERCOLEDÌ
Gambe:
Squat tecnica piramidale 5 serie da 6-9-12-12-15 ripetizioni. Recupero
1 '.

Stacchi tecnica piramidale 5 serie da 6-9-12-12-15 ripetizioni.
Recupero 1 '.
Leg Curl tecnica piramidale 5 serie da 6-9-12-12-15 ripetizioni.
Recupero 1 '.
Calf in piedi tecnica piramidale 5 serie da 6-9-12-12-15 ripetizioni.
Recupero 1 '.
Addome:
Crunch a terra 3x30. Recupero 1 '.
Attività aerobica 10 '.

GIOVEDÌ
Petto:
Distensioni su panca piana con bilanciere tecnica piramidale 5 serie da 6-9-12-
12-15 ripetizioni. Recupero 1 '.
Croci ai cavi tecnica piramidale 5 serie da 6-9-12-12-15 ripetizioni.
Recupero 1 '.
Addome:
Leg Raise 3x30. Recupero 1 '.
Attività aerobica 20/30 '.

VENERDÌ
Gambe:
Stacco da terra tecnica piramidale 5 serie da 6-9-12-12-15 ripetizioni.
Recupero 1 '.
Dorsali:
Trazioni tecnica piramidale 5 serie da 6-9-12-12-15 ripetizioni.
Recupero 1 '.
Pulley tecnica piramidale 5 serie da 6-9-12-12-15 ripetizioni.
Recupero 1 '.
Addome:
Crunch a terra 3x30. Recupero 1 '.
Attività aerobica 10/20 '.

-SCHEDA 73

LUNEDÌ
Dorsali:

Rematore con bilanciere 4x6. Recupero 1 '.
Lat machine avanti 5x6. Recupero 1 '.
Pulley 3x10. Recupero 1 '.
Bicipiti:
Alla panca scott 5x6. Recupero 1 '.
Curl con manubri 5x6. Recupero 1 '.
Addome:
Crunch a terra 3x15. Recupero 1 '.
Crunch alle parallele 3x15. Recupero 1 '.
Attività aerobica:
Corsa al tappeto 25 '.

MERCOLEDÌ
Gambe:
Squat 5x6. Recupero 1 '.
Stacchi 4x5. Recupero 2 '.
Squat sumo 3x8. Recupero 1 '.
Leg Curl 3x8 recupero 1 '.
Spalle:
Lento avanti con bilanciere 5x6. Recupero 1 '.
Alzate laterali con manubri 2x8. Recupero 1 '.
Addome:
Knee Crunch 3x30. Recupero 1 '.
Leg Raise 3x20. Recupero 1 '.
Attività aerobica:
Corsa al tappeto 25 '.

VENERDÌ
Petto:
Distensioni su panca piana con bilanciere 5x6. Recupero 1 '.
Distensioni su panca inclinata con bilanciere 5x6. Recupero 1 '.
Croci cavi 3x8. Recupero 1 '.
Tricipiti:
French press su panca piana 5x6. Recupero 1 '.
Push down ai cavi 5x6. Recupero 1 '.
Addome:
Crunch a terra 3x15. Recupero 1 '.

Heel touches 3x20. Recupero 1 '.
Plank 3x60". Recupero 1 '.
Attività aerobica:
Corsa al tappeto 25 '.

-SCHEDA 74

LUNEDÌ
Petto:
Distensioni su panca piana con manubri tecnica piramidale 3 serie da 9-6-3 ri-
petizioni. Recupero 2 '.
Distensioni su panca inclinata a 45° con bilanciere tecnica piramidale 3 serie
da 9-6-3 ripetizioni. Recupero 2 '.
Croci ai cavi tecnica piramidale 3 serie da 15-12-8 ripetizioni.
Recupero 1 '.
Tricipiti:
Distensioni su panca piana con bilanciere presa stretta 3x6. Recupero 2 '.
French press 2x8. Recupero 1 '.

MARTEDÌ
Addome:
Crunch a terra 3x15. Recupero 1 '.
Heel touches 3x20. Recupero 1 '.
Leg Raise 3x20. Recupero 1 '.
Attività aerobica:
45 ' di corsa lenta al tappeto.

MERCOLEDÌ
Gambe:
Stacco da terra tecnica piramidale 3 serie da 9-6-3 ripetizioni.
Recupero 2 '.
Dorsali:
Trazioni alla sbarra tecnica piramidale 3 serie da 9-6-3 ripetizioni.
Recupero 2 '.

71

Rematore con bilanciere tecnica piramidale 3 serie da 9-6-3 ripetizioni. Recupero 2 '.
Bicipiti:
Curl con bilanciere 3x8. Recupero 1 '.
Curl alla panca scott 2x10. Recupero 1 '.

GIOVEDÌ
Addome:
Crunch a terra 3x15. Recupero 1 '.
Heel touches 3x20. Recupero 1 '.
Leg Raise 3x20. Recupero 1 '.
Attività aerobica:
45 ' di corsa lenta al tappeto.

VENERDÌ
Gambe:
Squat tecnica piramidale 3 serie da 9-6-3 ripetizioni. Recupero 2 '.
Leg Extension 3x12. Recupero 1 '.
Leg Curl 3x12. Recupero 1 '.
Spalle:
Lento avanti con manubri tecnica piramidale 3 serie da 9-6-3 ripetizioni. Recupero 2 '.
Alzate laterali 3x12. Recupero 1 '.

SABATO:
Addome:
Crunch a terra 3x10. Recupero 1 '.
Plank 3x60". Recupero 1 '.
Attività aerobica:
45 ' di corsa lenta al tappeto.

-SCHEDA 75

LUNEDÌ
Rematore con bilanciere in 4 superserie da 10 con distensioni su panca piana
con bilanciere. Recupero 2 ' e mezzo.
Lat machine in 4 superserie da 10 con distensioni su panca inclinata con
bilanciere. Recupero 2 ' e mezzo.
Addome:
Crunch a terra 3x15. Recupero 1 '.
Attività aerobica:
25 ' di corsa al tappeto.

MERCOLEDÌ
Pressa in 3 superserie da 10 con stacco da terra con bilanciere.
Recupero 2
' e mezzo.
Leg Extension in 3 superserie da 10 con Leg Curl. Recupero 2 ' e
mezzo.
Squat 3x6. Recupero 2 '.
Squat sumo 2x5. Recupero 2 '.
Attività aerobica:
20 ' di corsa al tappeto.

VENERDÌ
Trazioni alla sbarra in 4 superserie da 10 con dip alle parallele.
Recupero 2 ' e mezzo.
Curl con bilanciere in 3 superserie da 10 con push down ai cavi.
Recupero 2 ' e mezzo.
Addome:
Crunch a terra 3x15. Recupero 1 '.
Attività aerobica:
30 ' di corsa al tappeto.

-SCHEDA 76

LUNEDÌ

Distensioni panca piana in 3 super serie con Rematore con bilanciere da 6 ri-
petizioni. Recupero 2 '.
Squat in 3 super serie con Leg Extension da 6 ripetizioni. Recupero 2
'.
Alzate laterali in 2 super serie con alzate frontali da 8 ripetizioni.
Recupero 2 '.
Curl con manubri in 3 super serie con french press da 6 ripetizioni.
Recupero 2 '.
Crunch numero max di ripetizioni in 3 superserie con plank di 50 ".
Recupero 1 ' e si ricomincia la super serie.
Attività aerobica 20/30 '.

MERCOLEDÌ

Stacco da terra 5x5. Recupero 2 '.
Trazioni 5x5. Recupero 2 '.
Piegamenti a terra 5x5. Recupero 2 '.
10 scatti della durata di 30 ". Ogni scatto vede 3 ' di riposo di
camminata ad intensità moderata.

VENERDÌ

Dip alle parallele in 3 super serie con Lat machine presa stretta da 6
ripetizioni.
Recupero 2 '.
Affondi in 3 super serie con Leg Curl da 6 ripetizioni. Recupero 2 '.
Arnold press 3x8. Recupero 2 '.
Curl a martelllo in 3 super serie con push down ai cavi presa inversa
da 6 ri-
petizioni. Recupero 2 '.
Crunch numero max di ripetizioni in 3 superserie con plank di 50 ".
Recupero 1 ' e si ricomincia la super serie.
Attività aerobica 20/30 '.

-SCHEDA 77

LUNEDÌ

Petto:
Pectoral machine 5x6. Recupero 1'.
Distensioni su panca inclinata a 30' 5x6. Recupero 1'.
Addome:
Crunch alle parallele 3x30. Recupero 40".
Crunch a terra 3x30. Recupero 40".
Attività aerobica:
Corsa al tappeto 40'.

MERCOLEDÌ
Dorsali:
Pulley 5x6. Recupero 1'.
Lat machine 5x6. Recupero 1'.
Addome:
Plank 3x45".
Attività aerobica:
Corsa al tappeto 40'.

VENERDÌ
Bicipiti:
Curl con manubri 5x6. Recupero 1'.
Tricipiti:
Distensioni con bilanciere su panca piana presa stretta 5x6. Recupero 1'.
Addome:
Crunch alle parallele 3x30. Recupero 40".
Crunch a terra 3x30. Recupero 40".
Attività aerobica:
Corsa al tappeto 40'.

-SCHEDA 78

LUNEDÌ
La super serie è 1a serie 1 cui vengono eseguiti 2 o più esercizi senza riposo. Il riposo si ha alla fine della super serie.
Rematore con bilanciere in 4 superserie da 10 con distensioni su panca piana

con bilanciere. Recupero 2 ' e mezzo.
Lat machine in 4 superserie da 10 con distensioni su panca inclinata con
bilanciere. Recupero 2 ' e mezzo.
Addome:
Crunch a terra 3x15. Recupero 1 '.
Attività aerobica:
25 ' di corsa al tappeto.

MERCOLEDÌ
Pressa in 4 superserie da 10 con stacco da terra con bilanciere.
Recupero 2 ' e mezzo.
Leg Extension in 3 superserie da 10 con Leg Curl. Recupero 2 ' e mezzo.
Attività aerobica:
25 ' di corsa al tappeto.

VENERDÌ
Trazioni alla sbarra in 4 superserie da 10 con dip alle parallele.
Recupero 2 ' e mezzo.
Curl con bilanciere in 3 superserie da 10 con push down ai cavi.
Recupero 2 ' e mezzo.
Addome:
Crunch a terra 3x15. Recupero 1 '.
Attività aerobica:
30 ' di corsa al tappeto.

-SCHEDA 79

LUNEDÌ
Petto:
Distensioni su panca piana con manubri tecnica piramidale 3 serie da 9-6-3 ri-
petizioni. Recupero 2 '.
Distensioni su panca inclinata a 45° con bilanciere tecnica piramidale 3 serie
da 9-6-3 ripetizioni. Recupero 2 '.

Croci ai cavi tecnica piramidale 3 serie da 15-12-8 ripetizioni.
Recupero 1 '.
Tricipiti:
Distensioni su panca piana con bilanciere presa stretta 3x6. Recupero
2 '.
French press 2x8. Recupero 1 '.
Push down ai cavi 2x12. Recupero 1 '.

MARTEDÌ
Addome:
Crunch a terra 3x15. Recupero 1 '.
Heel touches 3x20. Recupero 1 '.
Leg Raise 3x20. Recupero 1 '.
Attività aerobica:
45 ' di corsa lenta al tappeto.

MERCOLEDÌ
Gambe:
Stacco da terra tecnica piramidale 3 serie da 9-6-3 ripetizioni.
Recupero 2'.
Dorsali:
Trazioni alla sbarra tecnica piramidale 3 serie da 9-6-3 ripetizioni.
Recupero 2 '.
Rematore con bilanciere tecnica piramidale 3 serie da 9-6-3
ripetizioni. Recu-
pero 2 '.
Bicipiti:
Curl con bilanciere 3x8. Recupero 1 '.
Curl alla panca scott 3x10. Recupero 1 '.

GIOVEDÌ
Addome:
Crunch a terra 3x15. Recupero 1 '.
Heel touches 3x20. Recupero 1 '.
Leg Raise 3x20. Recupero 1 '.
Attività aerobica:
45 ' di corsa lenta al tappeto.

VENERDÌ
Gambe:
Squat tecnica piramidale 3 serie da 9-6-3 ripetizioni. Recupero 2 '.
Leg Extension 3x12. Recupero 1 '.
Leg Curl 3x12. Recupero 1 '.
Spalle:
Lento avanti con manubri tecnica piramidale 3 serie da 9-6-3 ripetizioni. Recupero 2 '.
Alzate laterali 3x12. Recupero 1 '.

SABATO:
Addome:
Crunch a terra 3x10. Recupero 1 '.
Plank 3x60". Recupero 1 '.
Attività aerobica:
45 ' di corsa lenta al tappeto.

-SCHEDA 80

LUNEDÌ-MERCOLEDÌ-VENERDÌ
Crunch a terra 3x15. Recupero 1 '.
Pressa 3x15. Recupero 1 '.
Abductor machine 3x15. Recupero 1 '.
Adductor machine 3x15. Recupero 1 '.
Distensioni con manubri su panca inclinata 3x15. Recupero 1 '.
Shoulder press 3x15. Recupero 1 '.
Push down ai cavi 3x15. Recupero 1 '.
Corsa al tappeto 20 '.
Cyclette 10 '.

-SCHEDA 81

LUNEDÌ
Addome:
Crunch a terra 3x30. Recupero 1 '.
Crunch alle parallele 3x15. Recupero 1 '.
Leg raise 3x20. Recupero 1 '.

Petto:
Distensioni su panca piana 4x15. Recupero 1 '.
Distensioni su panca inclinata a 45' 3x15. Recupero 1 '.
Croci ai cavi 3x15. Recupero 1 '.
Bicipiti:
Curl alla panca scott con bilanciere 4x15. Recupero 1 '.
Curl in piedi con manubri 3x15. Recupero 1 '.
Polpacci:
Calf seduto 3x30. Recupero 1 '.

MERCOLEDÌ
Addome:
Crunch a terra 3x30. Recupero 1 '.
Plank 3x45 ". Recupero 1 '.
Dorsali:
Lat machine presa larga 4x15. Recupero 1 '.
Rematore con bilanciere 3x15. Recupero 1 '.
Lat machine dietro 3x15. Recupero 1 '.
Tricipiti:
Push down ai cavi 4 x 15. Recupero 1 '.
French press 3 x 15. Recupero 1 '.
Gambe (femorali):
Leg Curl 3x15. Recupero 1 '.
Stacchi a gambe tese 3x15. Recupero 1 '.

VENERDÌ
Crunch a terra 3x30. Recupero 1 '.
Heel touches 3x20. Recupero 1 '.
Gambe:
Leg extension 3x15. Recupero 1 '.
Pressa 3x15. Recupero 1 '.
Squat 3x12. Recupero 1 '.
Spalle:
Shoulder press 3x15. Recupero 1 '.
Tirate al mento 3x15. Recupero 1 '.
Alzate laterali 3x15. Recupero 1 '.

LUNEDÌ
Spalle:
Shoulder press tecnica piramidale 5 serie da 6-9-12-12-15 ripetizioni. Recupero 1 '.
Alzate laterali tecnica piramidale 5 serie da 6-9-12-12-15 ripetizioni. Recupero 1 '.
Tirate al mento tecnica piramidale 5 serie da 6-9-12-12-15 ripetizioni. Recupero 1 '.
Scrollate con manubri tecnica piramidale 5 serie da 6-9-12-12-15 ripetizioni.
Recupero 1 '.
Addome:
Crunch a terra 3x30. Recupero 1 '.

MARTEDÌ
Tricipiti:
Tricipiti alle parallele tecnica piramidale 5 serie da 6-9-12-12-15 ripetizioni.
Recupero 1 '.
Push down ai cavi tecnica piramidale 5 serie da 6-9-12-12-15 ripetizioni. Recupero 1 '.
Bicipiti:
Trazioni presa stretta inversa tecnica piramidale 5 serie da 6-9-12-12-15 ripeti-
zioni. Recupero 1 '.
Curl con bilanciere in piedi tecnica piramidale 5 serie da 6-9-12-12-15 ripeti-
zioni. Recupero 1 '.

MERCOLEDÌ
Gambe:
Squat tecnica piramidale 5 serie da 6-9-12-12-15 ripetizioni. Recupero 1 '.
Pressa tecnica piramidale 5 serie da 6-9-12-12-15 ripetizioni. Recupero 1 '.

Stacchi tecnica piramidale 5 serie da 6-9-12-12-15 ripetizioni.
Recupero 1 '.
Leg Curl tecnica piramidale 5 serie da 6-9-12-12-15 ripetizioni.
Recupero 1 '.
Calf in piedi tecnica piramidale 5 serie da 6-9-12-12-15 ripetizioni.
Recupero 1 '.
Addome:
Crunch a terra 3x30. Recupero 1 '.

GIOVEDÌ
Petto:
Distensioni su panca piana con bilanciere tecnica piramidale 5 serie
da 6-9-12-
12-15 ripetizioni. Recupero 1 '.
Distensioni su panca inclinata a 30' tecnica piramidale 5 serie da 6-9-
12-12-15
ripetizioni. Recupero 1 '.
Croci ai cavi tecnica piramidale 5 serie da 6-9-12-12-15 ripetizioni.
Recupero 1 '.
Addome:
Leg Raise 3x30. Recupero 1 '.

VENERDÌ
Gambe:
Stacco da terra tecnica piramidale 5 serie da 6-9-12-12-15 ripetizioni.
Recupero 1 '.
Dorsali:
Trazioni presa larga tecnica piramidale 5 serie da 6-9-12-12-15
ripetizioni. Recupero 1 '.
Rematore con bilanciere tecnica piramidale 5 serie da 6-9-12-12-15
ripetizioni.
Recupero 1 '.
Pulley tecnica piramidale 5 serie da 6-9-12-12-15 ripetizioni.
Recupero 1 '.
Addome:
Crunch a terra 3x30. Recupero 1 '.

-SCHEDA 83

LUNEDÌ
Addome:
Crunch a terra 3x30. Recupero 45 ".
Crunch alle parallele 3x10. Recupero 1 '.
Petto:
Distensioni su panca piana con bilanciere 4x10. Recupero 1 '.
Attività aerobica:
Corsa al tappeto 30 '.

MERCOLEDÌ
Bicipiti:
Curl con bilanciere 4x10. Recupero 1 '.
Tricipiti:
French press 4x10. Recupero 1 '.
Attività aerobica:
Cyclette 10 '.
Step 10 '.
Corsa al tappeto 15 '.

VENERDÌ
Dorsali:
Pulley 4x10. Recupero 1 '.
Lat machine avanti 4x10. Recupero 1 '.
Addome:
Plank 3x60 ".
Attività aerobica:
Corsa al tappeto 30 '.

-SCHEDA 84

LUNEDÌ
Spalle:

Shoulder press tecnica piramidale 5 serie da 8-12-15-18-21 ripetizioni. Recupero 1 '.
Alzate laterali tecnica piramidale 5 serie da 8-12-15-18-21 ripetizioni. Recupero 1 '.
Tirate al mento tecnica piramidale 5 serie da 8-12-15-18-21 ripetizioni. Recupero 1 '.
Scrollate con manubri tecnica piramidale 5 serie da 8-12-15-18-21 ripetizioni.
Recupero 1 '.
Addome:
Cycling cross Crunch 3x30. Recupero 1 '.

MARTEDÌ
Tricipiti:
Tricipiti alle parallele tecnica piramidale 5 serie da 8-12-15-18-21 ripetizioni.
Recupero 1 '.
Push down ai cavi tecnica piramidale 5 serie da 8-12-15-18-21 ripetizioni. Recupero 1 '.
Bicipiti:
Trazioni presa stretta inversa tecnica piramidale 5 serie da 8-12-15-18-21 ripeti-
zioni. Recupero 1 '.
Curl con bilanciere in piedi tecnica piramidale 5 serie da 8-12-15-18-21 ripeti-
zioni. Recupero 1 '.
MERCOLEDÌ
Gambe:
Squat tecnica piramidale 5 serie da 8-12-15-18-21 ripetizioni.
Recupero 1 '.
Pressa tecnica piramidale 5 serie da 8-12-15-18-21 ripetizioni.
Recupero 1 '.
Stacchi tecnica piramidale 5 serie da 8-12-15-18-21 ripetizioni.
Recupero 1 '.
Leg Curl tecnica piramidale 5 serie da 8-12-15-18-21 ripetizioni.
Recupero 1 '.

Calf in piedi tecnica piramidale 5 serie da 8-12-15-18-21 ripetizioni.
Recupero 1 '.
Addome:
Crunch a terra 3x30. Recupero 1 '.

GIOVEDÌ
Petto:
Distensioni su panca piana con bilanciere tecnica piramidale 5 serie
da 8-12-15-
18-21 ripetizioni. Recupero 1 '.
Distensioni su panca inclinata a 30' tecnica piramidale 5 serie da 8-
12-15-18-21
ripetizioni. Recupero 1 '.
Croci ai cavi tecnica piramidale 5 serie da 8-12-15-18-21 ripetizioni.
Recupero 1 '.
Addome:
Leg Raise 3x30. Recupero 1 '.
Cycling cross Crunch 3x30. Recupero 1 '.

VENERDÌ
Gambe:
Stacco da terra tecnica piramidale 5 serie da 8-12-15-18-21 ripetizioni.
Recupero 1 '.
Dorsali:
Trazioni presa larga tecnica piramidale 5 serie da 8-12-15-18-21
ripetizioni.
Recupero 1 '.
Rematore con bilanciere tecnica piramidale 5 serie da 8-12-15-18-21
ripetizioni.
Recupero 1 '.
Pulley tecnica piramidale 5 serie da 8-12-15-18-21 ripetizioni.
Recupero 1 '.
Addome:
Crunch a terra 3x30. Recupero 1 '.

-SCHEDA 85

LUNEDÌ

Addome:

Alle parallele a gambe tese 3x30. Recupero 40 ".

Crunch a terra 3x10. Recupero 1 '.

Petto:

Distensioni su panca inclinata tecnica piramidale 3 serie da 8-6-4 ripetizioni.

Recupero 1 '.

Distensioni su panca piana tecnica piramidale 3 serie da 8-6-4 ripetizioni.

Recupero 1 '.

Croci ai cavi 4x6. Recupero 1 '.

Bicipiti:

Curl con manubri in piedi 5x6. Recupero 1 '.

Curl alla panca scott 3 serie da 8-6-4 ripetizioni. Recupero 1 '.

Attività aerobica:

Corsa al tappeto 25 '.

MARTEDÌ

Addome:

Plank 3x60 ".

Spalle:

Lento dietro con bilanciere 5x6. Recupero 1 '.

Alzate frontali con bilanciere tecnica piramidale 3 serie da 8-6-4 ripetizioni.

Recupero 1 '.

Alzate laterali ai cavi tecnica piramidale 3 serie da 8-6-4 ripetizioni.

Recupero 1 '.

Gambe:

Pressa 5x6. Recupero 1 '.

Leg Extension tecnica piramidale 3 serie da 8-6-4 ripetizioni.

Recupero 1 '.

Leg Curl tecnica piramidale 3 serie da 8-6-4 ripetizioni. Recupero 1 '.

Attività aerobica:

Cyclette 30 '.

GIOVEDÌ

Dorsali:
Rematore con bilanciere 5x6. Recupero 1 '.
Lat machine avanti tecnica piramidale 3 serie da 8-6-4 ripetizioni.
Recupero 1 '.
Lat machine dietro tecnica piramidale 3 serie da 8-6-4 ripetizioni.
Recupero 1 '.
Attività aerobica:
Corsa al tappeto 30 '.

VENERDÌ
Tricipiti:
French press su panca piana 5x6. Recupero 1 '.
Push down ai cavi tecnica piramidale 3 serie da 8-6-4 ripetizioni.
Recupero 1 '.
Distensioni su panca pianca impugnatura stretta tecnica piramidale 3 serie da
8-6-4 ripetizioni. Recupero 1 '.
Addome:
Cross Crunch 3x20. Recupero 1 '.
Crunch a terra 3x15. Recupero 1 '.
Heel touches 3x20. Recupero 1 '.
Attività aerobica:
Corsa al tappeto 30 '.

-SCHEDA 86

LUNEDÌ
Petto:
Pectoral machine 5x6. Recupero 1 '.
Distensioni su panca inclinata a 30' 5x6. Recupero 1 '.
Addome:
Crunch alle parallele 3x30. Recupero 40 ".
Crunch a terra 3x30. Recupero 40 ".
Attività aerobica:
Corsa al tappeto 40 '.

MERCOLEDÌ
Dorsali:
Pulley 5x6. Recupero 1 '.
Lat machine 5x6. Recupero 1 '.
Addome:
Plank 3x45 ".
Attività aerobica:
Corsa al tappeto 40 '.

VENERDÌ
Bicipiti:
Curl con manubri 5x6. Recupero 1 '.
Tricipiti:
Distensioni con bilanciere su panca piana presa stretta 5x6. Recupero 1 '.
Addome:
Crunch alle parallele 3x30. Recupero 40 ".
Crunch a terra 3x30. Recupero 40 ".
Attività aerobica:
Corsa al tappeto 40 '.

-SCHEDA 87

LUNEDÌ
Distensioni panca piana in 3 super serie con Rematore con bilanciere da 12 ri-
petizioni. Recupero 2 '.
Squat in 3 super serie con Leg Extension da 12 ripetizioni. Recupero 2 '
Alzate laterali in 2 super serie con alzate frontali da 12 ripetizioni. Recupero 2 '.
Curl con manubri in 3 super serie con french press da 12 ripetizioni. Recupero 2 '.
Crunch numero max di ripetizioni in 3 superserie con plank di 45 ".
Recupero 1 ' e si ricomincia la super serie.
Attività aerobica 20 '.

MERCOLEDÌ
30 ' di attività aerobica al 65 % della frequenza cardiaca massima.
20 ' di scatti.

VENERDÌ
Dip alle parallele in 3 super serie con Lat machine presa stretta da 12 ripeti-
zioni. Recupero 2 '.
Affondi in 3 super serie con Leg Curl da 12 ripetizioni. Recupero 2 '.
Arnold press 3x15. Recupero 2 '.
Curl a martelllo in 3 super serie con push down ai cavi presa inversa da 12 ri-
petizioni. Recupero 2 '.
Crunch numero max di ripetizioni in 3 superserie con plank di 45 ".
Recupero 1 ' e si ricomincia la super serie.
Attività aerobica 20 '.

-SCHEDA 88

LUNEDÌ
Petto:

Distensioni su panca piana con bilanciere 3 serie stripping 6+6+10 ripetizioni
.Recupero 1 ′ e mezzo.
Distensioni su panca inclinata 30′ con manubri 3 serie stripping 6+6+10 ripeti-
zioni. Recupero 1 ′ e mezzo.
Croci ai cavi 2 x 15. Recupero 1 ′
Spalle:
Lento avanti con manubri stripping 4 serie stripping 6+6+10 ripetizioni. Recupero 1 ′ e mezzo.
Alzate laterali 3x 6+6+6 stripping. Recupero 1 ′.
Tricipiti:
French press stripping 4 serie stripping 6+6+10 ripetizioni. Recupero 1 ′ e mezzo.
Push down ai cavi 2x 15. Recupero 1 ′.
Attività aerobica: 15 ′.

MERCOLEDÌ
Gambe:
Riscaldamento alla leg extension 2x20. Recupero 1 ′.
Leg Curl 2x15. Recupero 1 ′.
Squat 4 serie stripping 6+6+10 ripetizioni. Recupero 1 ′ e mezzo.
Affondi con manubri 3 serie stripping 6+6+10 ripetizioni. Recupero 1 ′
e mezzo.
Stacchi 4 serie stripping 6+6+10 ripetizioni. Recupero 1 ′ e mezzo.
Calf in piedi 2x100.
Attività aerobica:
20 ′.

VENERDÌ
Dorsali:
Lat Machine 4 serie stripping 6+6+10 ripetizioni. Recupero 1 ′ e mezzo.
Rematore 3 serie stripping 6+6+10 ripetizioni. Recupero 1 ′ e mezzo.
Pulley basso 2 serie stripping 6+6+10 ripetizioni. Recupero 1 ′ e mezzo.

Bicipiti:
Curl in piedi 4 serie stripping 6+6+10 ripetizioni. Recupero 1 ' e mezzo.
Attività aerobica:
25 '.

- SCHEDA 89

LUNEDÌ
Petto:
3 super serie di:
-Distensioni su panca piana con manubri 6-8-10 ripetizioni
-Croci ai cavi su panca inclinata 15-12-10 ripetizioni
Recupero 1 ' e mezzo.
3 super serie di:
-Distensioni su panca inclinata 6-8-10 ripetizioni
-Croci ai cavi su panca piana 15-12-10 ripetizioni
Recupero 1 ' e mezzo.
Tricipiti:
3 super serie di:
- Dip alle parallele a gomiti stretti 6-8-10 ripetizioni
- French press 15-12-10 ripetizioni
Recupero 1 ' e mezzo.
Attività aerobica: 20 '.

MERCOLEDÌ
Gambe:
3 super serie di:
-Squat 6-8-10 ripetizioni
-Leg Extension 15-12-10 ripetizioni
Recupero 1 ' e mezzo.
3 super serie di:
-Stacco a gambe tese 12 ripetizioni
-Leg curl 12 ripetiziomi
Recupero 1 ' e mezzo.
Calf in piedi 1x100. Recupero 1 '.

Attività aerobica: 20 '.

VENERDÌ
Dorsali:
3 super serie di:
-Rematore con bilanciere 6-8-10 ripetizioni
-Lat machine avanti 15-12-10 ripetizioni
Recupero 1 ' e mezzo.
3 super serie di:
-Lat machine inversa 6-8-10 ripetizioni
-Pulley basso presa stretta 15-12-10 ripetizioni
Recupero 1 ' e mezzo.
Bicipiti:
3 super serie di:
-Curl in piedi con bilanciere 6-8-10 ripetizioni
-Panca Scott 15-12-10 ripetizioni
Recupero 1 ' e mezzo.
Attività aerobica: 20 '.

-SCHEDA 90

LUNEDÌ
Petto e Dorsali:
Distensioni su Panca piana con bilanciere in 3 super serie da 15 con rematore
con bilanciere. Recupero 2 '.
3 superserie da 8 ripetizioni a esercizio di:
-distensioni su panca inclinata a 30' con manubri
-lat machine avanti
-croci con manubri su panca inclinata
-pullover con manubrio
Il recupero si ha alla fine dell'intera superserie ed è di 2 ' e mezzo.
Attività aerobica al tapis roulant 20 '.

MERCOLEDÌ
Gambe:
Stacco completo da terra 3 x20. Recupero 1 '.

4 superserie da 8 ripetizioni a esercizio di:
-Affondi con manubri
-Leg extension
-Leg curl
-Calf seduto
Il recupero si ha alla fine dell'intera superserie ed è di 2/3 '.
Attività aerobica al tapis roulant 20 '.

VENERDÌ
Spalle :
Lento avanti con manubri in 4 superserie da 15 con tirate al mento.
Recupero
1 ' e mezzo.
Tricipiti e bicipiti:
4 superserie da 8 ripetizioni a esercizio di:
-curl in piedi con bilanciere
-panca piana presa stretta per tricipiti
-curl con impugnatura a martello e manubri alternati
-push down ai cavi
Il recupero si ha alla fine dell'intera superserie ed è di 2/3 '.
Attività aerobica al tapis roulant 20 '.

-SCHEDA 91

LUNEDÌ
Petto:
Distensioni su panca piana con manubri in 4 superserie da 8
ripetizioni a esercizio con croci su panca inclinata a 30'. Recupero 1 '
e 30 ".
Distensioni su panca inclinata a 45' con bilanciere 3x 6+6+6
stripping. Recupero 90 ".
Spalle:
Lento avanti con manubri in 4 superserie da 8 ripetizioni a esercizio
con alzate
frontali. Recupero 1 ' e 30 ".
Alzate laterali da seduto 3x 6+6+6 stripping. Recupero 90 ".
Tricipiti:

French press in 3 superserie da 8 ripetizioni a esercizio con push down. Recu-
pero 1 ′ e 30 ″.
Push down presa inversa 3x 6+6+6 stripping. Recupero 90 ″.
Attività aerobica 10 ′.

MERCOLEDÌ
Gambe:
Squat con bilanciere in 4 superserie da 8 ripetizioni a esercizio con leg extension. Recupero 2 ′.
Affondi con bilanciere 2x 15. Recupero 1 ′.
Stacchi in 4 superserie da 8 ripetizioni a esercizio con leg curl. Recupero 2 ′.
Calf seduto 2x15. Recupero 1 ′.
Attività aerobica 15 ′.

VENERDÌ
Dorsali:
Rematore con bilanciere in 4 superserie da 8 ripetizioni a esercizio con tra-
zioni a corpo libero. Recupero 1 ′ e 30 ″.
Pulley 3x6+6+6 stripping. Recupero 90 ″.
Bicipiti:
Curl in piedi 3x 6+6+6 stripping. Recupero 90 ″.
Attività aerobica 30 ′.

LUNEDÌ
Petto:
Distensioni su Panca Piana stripping 4 serie con peso a scalare 5-5-5-20 ripeti-
zioni. Recupero 1 ' e mezzo.
Distensioni su Panca Inclinata a 30 gradi con manubri stripping 3 serie con
peso a scalare 5-5-20 ripetizioni. Recupero 1 ' e mezzo.
Croci su panca inclinata a 45 gradi 2 x10+10+10. Recupero 1 ' e
mezzo.
Tricipiti:
French press su panca piana stripping 4 serie con peso a scalare 5-5-5-20 ri-
petizioni. Recupero 1 ' e mezzo.
Push down 2x10+10+10. Recupero 1 ' e mezzo.
Attività aerobica 20 '.

MERCOLEDÌ
Gambe:
Leg Extension 3 serie da 15. Recupero 1 '.
Squat stripping 4 serie con peso a scalare stripping 5-5-5-20
ripetizioni. Recupero 1 ' e mezzo.
Stacchi 4 serie con peso a scalare stripping 5-5-5-20 ripetizioni.
Recupero 1 ' e mezzo.
Spalle:
Lento avanti con manubri stripping 4 serie con peso a scalare 5-5-5-20 ripeti-
zioni. Recupero 1 ' e mezzo.
Alzate laterali da seduti stripping 3 serie 2 x10+10+10 a esaurimento.
Addominali.

VENERDÌ
Dorsali:
Lat Machine o trazioni a corpo libero 4 serie stripping con peso a
scalare 5-5-

5-20 ripetizioni. Recupero 1 ′ e mezzo.
Rematore con bilanciere 3 serie stripping con peso a scalare 5-5-5-20 ripeti-
zioni. Recupero 1 ′ e mezzo.
Bicipiti:
Lat Machine presa stretta impugnatura bicipiti 2x6+6+6 stripping. Recupero
1 ′ e mezzo.
Curl in piedi 4 serie con peso a scalare stripping 5-5-5-20 ripetizioni. Recupero
1 ′ e mezzo.
Attività aerobica 20 ′.

SCHEDA N. 93

LUNEDÌ
Distensioni panca piana con bilanciere 8x8. Recupero 20 ″.
Distensioni panca inclinata con manubri 8x8. Recupero 20 ″.
French press 8x8. Recupero 20 ″.
push down ai cavi presa inversa 8x8. Recupero 20 ″.
Attività aerobica 20 ′.

MERCOLEDÌ
Leg Extension 1x15.
Stacco gambe tese 4x8. Recupero 20 ″.
Squat 8x8. Recupero 20 ″.
Affondi 8x8. Recupero 20 ″
Lento avanti con manubri 8x8. Recupero 20 ″.
Alzate frontali in 3 super serie da 15 ripetizioni con alzate laterali.
Recupero 1 ′.
Attività aerobica 20 ′.

VENERDÌ
Trazioni alla sbarra 8x8. Recupero 20 ″.
Rematore con bilanciere 8x8. Recupero 20 ″.
Panca Scott 8x8. Recupero 20 ″.
Curl manubri alternati 8x8. Recupero 20 ″.

Attività aerobica 20 '.

-SCHEDA N. 94

LUNEDÌ
Petto:
Distensioni panca inclinata con manubri 8x8. Recupero 20/30 ".
Distensioni panca piana con bilanciere 8x8. Recupero 20/30 ".
Croci ai cavi 3x15. Recupero 40 ".
Tricipiti:
French press 8x8. Recupero 20/30 ".
Dip alle parallele impugnatura stretta 8x8. Recupero 20/30 ".
Attività aerobica 20 '.

MERCOLEDÌ
Gambe:
Leg Extension in 3 x20. Recupero 1 '.
Leg Press 8x8. Recupero 25 ".
Leg Curl 8x8. Recupero 25 ".
Affondi 8x8. Recupero 25 ".
Attività aerobica 20 '.

VENERDÌ
Dorsali:
Lat machine dietro 8x8. Recupero 20/30 ".
Rematore con bilanciere 8x8. Recupero 20/30 ".
Lat machine avanti impugnatura stretta 8x8. Recupero 20/30 ".
Spalle:
Arnold press 8x8. Recupero 20 ".
Alzate laterali in 3 superserie da 15 con alzate frontali. Recupero 1 ' e
mezzo.
Bicipiti:
Curl con bilanciere 4x8. Recupero 20/30 ".
Curl panca scott 4x8. Recupero 20/30 ".
Attività aerobica 15 '.

-SCHEDA N. 95

LUNEDÌ
Pull over 8x8. Recupero 20/30 ".
Distensioni panca piana con bilanciere 8x8. Recupero 20/30 ".
Distensioni panca inclinata con manubri 8x8. Recupero 20/30 ".
Attività aerobica 30 '.

MARTEDÌ
Stacco 8x8. Recupero 20/30 ".
Push down ai cavi presa inversa 8x8. Recupero 20/30 ".
French press 8x8. Recupero 20/30 ".
Push down alle corde 3x8. Recupero 50 ".
Attività aerobica 30 '.

GIOVEDÌ

Squat 8x8. Recupero 20/30 ".
Lento avanti con manubri 4x8. Recupero 20/30 ".
Arnold press 8x8. Recupero 20/30 ".
Alzate laterali in 3 superserie da 15 con alzate frontali. Recupero 1 '.
Attività aerobica 30 '.

VENERDÌ
Lat machine avanti 8x8. Recupero 20/30 ".
Rematore con manubri 8x8. Recupero 20/30 ".
Lat machine dietro 8x8. Recupero 20/30 ".
Attività aerobica 30 '.

SABATO
Affondi 8x8. Recupero 20/30 "
Curl con bilanciere 4x8. Recupero 20/30 ".
Curl manubri alternati 4x8. Recupero 20/30 ".
Panca Scott 8x8. Recupero 20/30 ".
Attività aerobica 30 '.

-SCHEDA N. 96

LUNEDÌ
Petto:
Dip alle parallele 8x8. Recupero 20/30 ".
Distensioni panca inclinata con bilanciere 8x8. Recupero 20/30 ".
Croci ai cavi 3x20. Recupero 40 ".
Tricipiti:
French press 8x8. Recupero 20/30 ".
Push down presa inversa 8x8. Recupero 20/30 ".
Attività aerobica 20 '.

MERCOLEDÌ
Gambe:
Squat 8x8. Recupero 25 ".
Leg Extension in 3 superserie con sissy squat da 10 ripetizioni.
Recupero da 1 a 2 '.
Leg Curl 8x8. Recupero 25 ".
Affondi 8x8. Recupero 25 ".
Attività aerobica 20 '.

VENERDÌ
Dorsali:
Trazioni 8x8. Recupero 20/30 ".
Rematore con bilanciere 8x8. Recupero 20/30 ".
Lat machine dietro 8x8. Recupero 20/30 ".
Spalle:
Arnold press 8x8. Recupero 25 ".
Tirate al mento 8x8. Recupero 25 ".
Bicipiti:
Curl con manubri alternati 8x8. Recupero 20/30 ".
Curl panca scott 8x8. Recupero 20/30 ".
Attività aerobica 15 '.

-SCHEDA N. 97

LUNEDÌ
Petto:
Distensioni panca piana con manubri 8x8. Recupero 20/30 ".
Distensioni panca inclinata con bilanciere 8x8. Recupero 20/30 ".
Dip alle parallele 8x8. Recupero 20/30 ".
Tricipiti:
French press 8x8. Recupero 20/30 ".
Tra 2 panche tricipiti 8x8. Recupero 20/30 ".
Attività aerobica 15 '.

MERCOLEDÌ
Gambe:
Leg Extension 8x8. Recupero 25 ".
Leg Press 8x8. Recupero 25 ".
Hack Squat 8x8. Recupero 25 ".
Affondi 8x8. Recupero 25 ".
Leg Curl 8x8. Recupero 25 ".
Attività aerobica 15 '.

VENERDÌ
Dorsali:
Trazioni alla sbarra 8x8. Recupero 20/30 ".
Rematore con bilanciere 8x8. Recupero 20/30 ".
Lat machine dietro 8x8. Recupero 20/30 ".
Spalle:
Lento avanti 4 serie da 10-6-6-12. Recupero 1 '.
Arnold press 8x8. Recupero 25 ".
Bicipiti:
Curl con bilanciere 8x8. Recupero 20/30 ".
frontali. Recupero 1 ' e 30 ".
Alzate laterali da seduto 3x 6+6+6 stripping. Recupero 90 ".
Tricipiti:
French press in 3 superserie da 8 ripetizioni a esercizio con push down. Recupero 1 ' e 30 ".
Push down presa inversa 3x 6+6+6 stripping. Recupero 90 ".
Attività aerobica 10 '.

MERCOLEDÌ

Gambe:

Squat con bilanciere in 4 superserie da 8 ripetizioni a esercizio con leg extension. Recupero 2 '.

Affondi con bilanciere 2x 15. Recupero 1 '.

Stacchi in 4 superserie da 8 ripetizioni a esercizio con leg curl. Recupero 2 '.

Calf seduto 2x15. Recupero 1 '.

Attività aerobica 15 '.

VENERDÌ

Dorsali:

Rematore con bilanciere in 4 superserie da 8 ripetizioni a esercizio con tra-

zioni a corpo libero. Recupero 1 ' e 30 ".

Pulley 3x6+6+6 stripping. Recupero 90 ".

Bicipiti:

Curl in piedi 3x 6+6+6 stripping. Recupero 90 ".

Attività aerobica 30 '.

- SCHEDA 92

LUNEDÌ

Petto:

Distensioni su Panca Piana stripping 4 serie con peso a scalare 5-5-5-20 ripeti-

zioni. Recupero 1 ' e mezzo.

Distensioni su Panca Inclinata a 30 gradi con manubri stripping 3 serie con

peso a scalare 5-5-20 ripetizioni. Recupero 1 ' e mezzo.

Croci su panca inclinata a 45 gradi 2 x10+10+10. Recupero 1 ' e mezzo.

Tricipiti:

French press su panca piana stripping 4 serie con peso a scalare 5-5-5-20 ri-

petizioni. Recupero 1 ' e mezzo.

Push down 2x10+10+10. Recupero 1 ' e mezzo.

Attività aerobica 20 '.

MERCOLEDÌ
Gambe:
Leg Extension 3 serie da 15. Recupero 1 '.
Squat stripping 4 serie con peso a scalare stripping 5-5-5-20 ripetizioni. Recupero 1 ' e mezzo.
Stacchi 4 serie con peso a scalare stripping 5-5-5-20 ripetizioni. Recupero 1 ' e mezzo.
Spalle:
Lento avanti con manubri stripping 4 serie con peso a scalare 5-5-5-20 ripetizioni. Recupero 1 ' e mezzo.
Alzate laterali da seduti stripping 3 serie 2 x10+10+10 a esaurimento.
Addominali.

VENERDÌ

Dorsali:
Lat Machine o trazioni a corpo libero 4 serie stripping con peso a scalare 5-5-5-20 ripetizioni. Recupero 1 ' e mezzo.
Rematore con bilanciere 3 serie stripping con peso a scalare 5-5-5-20 ripetizioni. Recupero 1 ' e mezzo.
Bicipiti:
Lat Machine presa stretta impugnatura bicipiti 2x6+6+6 stripping.
Recupero 1 ' e mezzo.
Curl in piedi 4 serie con peso a scalare stripping 5-5-5-20 ripetizioni.
Recupero 1 ' e mezzo.
Attività aerobica 20 '.

SCHEDA N. 93

LUNEDÌ
Distensioni panca piana con bilanciere 8x8. Recupero 20 ".
Distensioni panca inclinata con manubri 8x8. Recupero 20 ".
French press 8x8. Recupero 20 ".
push down ai cavi presa inversa 8x8. Recupero 20 ".

Attività aerobica 20 '.

MERCOLEDÌ
Leg Extension 1x15.
Stacco gambe tese 4x8. Recupero 20 ".
Squat 8x8. Recupero 20 ".
Affondi 8x8. Recupero 20 "
Lento avanti con manubri 8x8. Recupero 20 ".
Alzate frontali in 3 super serie da 15 ripetizioni con alzate laterali.
Recupero 1 '.
Attività aerobica 20 '.

VENERDÌ
Trazioni alla sbarra 8x8. Recupero 20 ".
Rematore con bilanciere 8x8. Recupero 20 ".
Panca Scott 8x8. Recupero 20 ".
Curl manubri alternati 8x8. Recupero 20 ".
Attività aerobica 20 '.

-SCHEDA N. 94

LUNEDÌ
Petto:
Distensioni panca inclinata con manubri 8x8. Recupero 20/30 ".
Distensioni panca piana con bilanciere 8x8. Recupero 20/30 ".
Croci ai cavi 3x15. Recupero 40 ".
Tricipiti:
French press 8x8. Recupero 20/30 ".
Dip alle parallele impugnatura stretta 8x8. Recupero 20/30 ".
Attività aerobica 20 '.

MERCOLEDÌ
Gambe:
Leg Extension in 3 x20. Recupero 1 '.
Leg Press 8x8. Recupero 25 ".
Leg Curl 8x8. Recupero 25 ".
Affondi 8x8. Recupero 25 ".

Attività aerobica 20 '.

VENERDÌ
Dorsali:
Lat machine dietro 8x8. Recupero 20/30 ".
Rematore con bilanciere 8x8. Recupero 20/30 ".
Lat machine avanti impugnatura stretta 8x8. Recupero 20/30 ".
Spalle:
Arnold press 8x8. Recupero 20 ".
Alzate laterali in 3 superserie da 15 con alzate frontali. Recupero 1 ' e mezzo.
Bicipiti:
Curl con bilanciere 4x8. Recupero 20/30 ".
Curl panca scott 4x8. Recupero 20/30 ".
Attività aerobica 15 '.

-SCHEDA N. 95

LUNEDÌ
Pull over 8x8. Recupero 20/30 ".
Distensioni panca piana con bilanciere 8x8. Recupero 20/30 ".
Distensioni panca inclinata con manubri 8x8. Recupero 20/30 ".
Attività aerobica 30 '.

MARTEDÌ
Stacco 8x8. Recupero 20/30 ".
Push down ai cavi presa inversa 8x8. Recupero 20/30 ".
French press 8x8. Recupero 20/30 ".
Push down alle corde 3x8. Recupero 50 ".
Attività aerobica 30 '.

GIOVEDÌ
Squat 8x8. Recupero 20/30 ".
Lento avanti con manubri 4x8. Recupero 20/30 ".
Arnold press 8x8. Recupero 20/30 ".
Alzate laterali in 3 superserie da 15 con alzate frontali. Recupero 1 '.
Attività aerobica 30 '.

VENERDÌ
Lat machine avanti 8x8. Recupero 20/30 ".
Rematore con manubri 8x8. Recupero 20/30 ".
Lat machine dietro 8x8. Recupero 20/30 ".
Attività aerobica 30 '.

SABATO
Affondi 8x8. Recupero 20/30 "
Curl con bilanciere 4x8. Recupero 20/30 ".
Curl manubri alternati 4x8. Recupero 20/30 ".
Panca Scott 8x8. Recupero 20/30 ".
Attività aerobica 30 '.

-SCHEDA N. 96

LUNEDÌ
Petto:
Dip alle parallele 8x8. Recupero 20/30 ".
Distensioni panca inclinata con bilanciere 8x8. Recupero 20/30 ".
Croci ai cavi 3x20. Recupero 40 ".
Tricipiti:
French press 8x8. Recupero 20/30 ".
Push down presa inversa 8x8. Recupero 20/30 ".
Attività aerobica 20 '.

MERCOLEDÌ
Gambe:
Squat 8x8. Recupero 25 ".
Leg Extension in 3 superserie con sissy squat da 10 ripetizioni.
Recupero da 1 a 2 '.
Leg Curl 8x8. Recupero 25 ".
Affondi 8x8. Recupero 25 ".
Attività aerobica 20 '.

VENERDÌ
Dorsali:

Trazioni 8x8. Recupero 20/30 ".
Rematore con bilanciere 8x8. Recupero 20/30 ".
Lat machine dietro 8x8. Recupero 20/30 ".
Spalle:
Arnold press 8x8. Recupero 25 ".
Tirate al mento 8x8. Recupero 25 ".
Bicipiti:
Curl con manubri alternati 8x8. Recupero 20/30 ".
Curl panca scott 8x8. Recupero 20/30 ".
Attività aerobica 15 '.

-SCHEDA N. 97

LUNEDÌ
Petto:
Distensioni panca piana con manubri 8x8. Recupero 20/30 ".
Distensioni panca inclinata con bilanciere 8x8. Recupero 20/30 ".
Dip alle parallele 8x8. Recupero 20/30 ".
Tricipiti:
French press 8x8. Recupero 20/30 ".
Tra 2 panche tricipiti 8x8. Recupero 20/30 ".
Attività aerobica 15 '.

MERCOLEDÌ
Gambe:
Leg Extension 8x8. Recupero 25 ".
Leg Press 8x8. Recupero 25 ".
Hack Squat 8x8. Recupero 25 ".
Affondi 8x8. Recupero 25 ".
Leg Curl 8x8. Recupero 25 ".
Attività aerobica 15 '.

VENERDÌ
Dorsali:
Trazioni alla sbarra 8x8. Recupero 20/30 ".
Rematore con bilanciere 8x8. Recupero 20/30 ".
Lat machine dietro 8x8. Recupero 20/30 ".

Spalle:
Lento avanti 4 serie da 10-6-6-12. Recupero 1 '.
Arnold press 8x8. Recupero 25 ".
Bicipiti:
Curl con bilanciere 8x8. Recupero 20/30 ".
Curl panca scott 8x8. Recupero 20/30 ".
Attività aerobica 15 '.

-SCHEDA N. 98

LUNEDÌ
Distensioni panca piana con manubri 8x8. Recupero 20/30 ".
Distensioni panca inclinata con bilanciere 8x8. Recupero 20/30 ".
Dip alle parallele 8x8. Recupero 20/30 ".
French press 8x8. Recupero 20/30 ".
push down ai cavi 8x8. Recupero 20/30 ".
Attività aerobica 15 '.

MERCOLEDÌ
Gambe
Leg Extension 3x15. Recupero 1 '.
Squat 8x8. Recupero 20/30 ".
Affondi 8x8. Recupero 20/30 "
Spalle:
Lento avanti 2 serie da 15. Recupero 1 '.
Alzate laterali 8x8. Recupero 25 ".
Alzate frontali 8x8. Recupero 25 ".
Attività aerobica 15 '.

VENERDÌ
Trazioni alla sbarra 8x8. Recupero 20/30 ".
Rematore con bilanciere 8x8. Recupero 20/30 ".
Lat machine dietro 8x8. Recupero 20/30 ".
Panca Scott 8x8. Recupero 20/30 ".
Curl manubri alternati 8x8. Recupero 20/30 ".
Attività aerobica 15 '.

-SCHEDA N. 99

LUNEDÌ

Attività aerobica 50 ' al 70 % della frequenza cardiaca massima.

MARTEDÌ
Dip alle parallele 5x6. Recupero 2 '.
Trazioni alla sbarra 5x6. Recupero 2 '.
Squat 4x6. Recupero 2 '.
Plank 3x 1 '. Recupero 40 ".
Side plank 3x40 " a lato.
Addominali laterali alle parallele 3x15. Recupero 1 '.

GIOVEDÌ
Attività aerobica 50 ' al 70 % della frequenza cardiaca massima.

VENERDÌ
Dip alle parallele presa stretta 5x6. Recupero 2 '.
Trazioni alla sbarra presa stretta 5x6. Recupero 2 '.
Stacchi da terra 4x6. Recupero 2 '.
Crunch a terra 3 x max. Recupero 40 ".
Crunch bicicletta 2x max. Recupero 40 ".
Heel touches 3x15. Recupero 1 '.
Leg raise 3x10. Recupero 1 '.

SABATO
Attività aerobica 50 ' al 70 % della frequenza cardiaca massima.

-SCHEDA N.100

LUNEDÌ
Petto:
Distensioni panca piana con manubri 3x6+6+6 stripping. Recupero 90 ".
Distensioni panca inclinata con bilanciere 3x6+6+6 stripping. Recupero 90 ".

Croci ai cavi 3x6+6+6 stripping. Recupero 90 ".
Tricipiti:
French press 3x6+6+6 stripping. Recupero 90 ".
Push down ai cavi presa inversa 3x6+6+6 stripping. Recupero 90 ".
Addominali:
Crunch max numero di ripetizioni in 3 superserie con plank 1 '.
Recupero 1 '.
Side plank 3x40 ".
Attività aerobica al tapis roulant 20 '.

MERCOLEDÌ
Leg Extension riscaldamento 2x25.
Leg Curl riscaldamento 2x25.
Squat 3x6+6+6 stripping. Recupero 90 ".
Stacchi 3x6+6+6 stripping. Recupero 90 ".
Calf 3x6+6+6 stripping. Recupero 90 ".
Attività aerobica al tapis roulant 20 '.

VENERDÌ
Dorsali:
Lat machine 3x6+6+6 stripping. Recupero 90 ".
Rematore 3x6+6+6 stripping. Recupero 90 ".
Pulley alto 3x6+6+6 stripping. Recupero 90 ".
Bicipiti:
Curl con bilanciere 3x6+6+6 stripping. Recupero 90 ".
Curl a martello 3x6+6+6 stripping. Recupero 90 ".
Addominali:
Crunch max numero di ripetizioni in 3 superserie con plank 1 '.
Recupero 1 '.
Heel touches 3x15. Recupero 1 '.
Attività aerobica al tapis roulant 20 '.

SABATO
50 ' di attività aerobica.

Lightning Source UK Ltd.
Milton Keynes UK
UKHW020640261021
392864UK00011B/852

9 781801 649483